U0035441

舒適圈法則：減重與肌力

WEIGHT LOSS & MUSCLE STRENGTH

(中譯本)

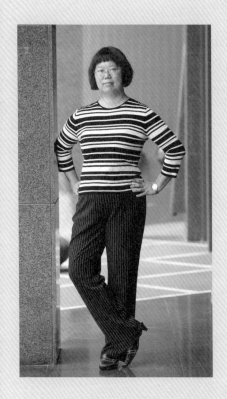
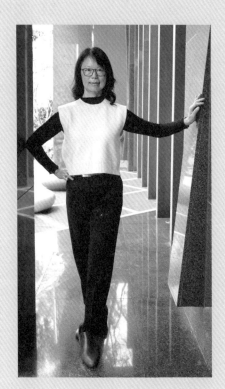

Comfort Zone Strategy towards Freedom

Dr. I Han 韓宜博士

致 保羅・薛令

To Paul Sherring

我所知有限，

但我認識人。

I know nothing, but I know people.

我不是醫生，

但我可以感覺到什麼讓我更好。

I am not a medical doctor, but I feel what makes me better.

我研究社會科學與自然科學，

但我明白宇宙給我們更多教導。

I studied social and natural sciences, but I realise the universe tells much more.

我不迷信，

但我相信生命的旅程。

I am not superstitious, but I believe in life journeys.

目錄

中文版 特別推薦序一

與韓宜博士的結緣，始於三年前本會舉辦耳穴理療課程。於初級耳穴理療課程中，發現韓博士是一位極聰明睿智又積極的學生，在學習與實作上皆能快速吸收並舉一反三。

本會 2023 年 7 月，也特別邀請韓博士蒞臨演講，分享其旅居英國期間推廣自然療法的經驗。韓博士成功推廣拍打功，並透過食療完成減重，而且還有機會與世界冠軍的健美先生伊恩・道（Ian Dowe）進行重量訓練。該講座現場學員反應熱烈，於是韓博士決定完成這本書，讓對減重與加強肌力有需要的人，能夠找到一個好方法，並且有效輕鬆的持續進行。

本人擔任「中華自然療法世界總會」理事長已進入第五年，海內外諸多具中醫及自然療法背景的學者專家醫師們，把全餐均衡飲食視爲極其重要的方式來調整體質，甚且解決各種疑難病症，同時透過食療方法，成功完成最基本的體重控制。韓博士分享其所採用的精準食療方法成功爲她達成減重，而且是能持續有效及可行的方法。相信讀者們從閱讀本書開始，日後有機緣再與食療專家切磋討論。

拍打功是華人千年以來武術與氣功的一部分，因此大多數人習以爲常不懂得珍視，反而經過韓博士在英國成功地推

廣與教學，獲得非常多外國朋友的見證與回饋，不禁讓我們省思我們這項國粹，有待我們更加積極地發揚光大。

現代人因爲忙碌與壓力，造成許多病痛與肥胖問題，韓博士以自身經驗分享兼具實惠與平易近人的運動，搭配均衡飲食，不僅體重獲得控制，也讓身體達到全面性的健康舒適。近年大眾熱門討論的「肌少症」議題，本書中亦有提到強化肌力的重要性，除了透過專業健身教練指導，也可以採用各種自然的方法，例如氣功、拍打功……等運動，簡單的動作，每天持續且重複的鍛鍊，日益精進、聚沙成塔，健康自然水到渠成。

「羅馬非一日所造」，個人的整體健康絕非待有病痛才疲於奔波尋求解方。本書爲讀者介紹簡單易懂又能長期執行的「舒適圈」方法概念，特別推薦給崇尚自然方式以求身心靈平衡，及追求兼具生活品質與健康的讀者們。

施自在
2024 年 3 月／台灣台中

中華自然療法世界總會理事長
自然醫學博士
美國自然醫學醫師
美國自然醫學會亞太區馬來西亞分會會長
愛雲達醫美抗衰老診所首席醫學顧問

中文版 特別推薦序二

我是一名耳鼻喉科開業醫師。在學校、醫院教我的是看病、治病，但卻沒有教如何健康。我所知道的一切健康知識，來自 40 年的醫療生涯，見到太多病痛，不斷地自我精進各種中醫理念、整合醫學和自然醫學，到現在衛福部的輔助醫學。原來幫助病人恢復健康，竟可以把九成的藥都免了。如何治癒病人，教導健康，不要再生病吃藥，才是身為醫師最重要的志業，所得到的快樂無遠弗界。

多數人，因年輕不知病滋味，大多中年以後，開始發現體力日衰、身材走樣，各種慢性病痛纏身，癌症甚至出現，鮮少例外。一個健康的人必須要擁有良好體態、正確飲食觀念、健康食材、無毒環境，加上善良心靈，而寶貴的健康智慧，可以讓每個人健康一生平安喜樂。

韓宜博士是平易直爽的人，分享她的專業領域經歷，與自己健康前後變化，告訴大家，原來健康是可以改善並恢復的。我們常說修行有八萬四千個法門「條條大路通羅馬」，韓博士著作好讀、易懂、易執行。如何改變自己生活習性與飲食結構，恢復並保持健康，這真的是一本健康寶典，值得大家細細品嚐並實踐在生命過程中，讓自己樂活健康。

羅仕寬

2024 年 3 月／台灣桃園

中華民國能量醫學學會理事長
吉康耳鼻喉科診所院長
前馬偕紀念醫院耳鼻喉科主治醫師、分院主任
台灣輔助醫學醫學會專科醫師
著作：《咳嗽警報》、《良心醫方》、《治咳寶典》

原文英文版 推薦序一

當我受到下夏綠蒂・帕瑪和保羅・薛令的推薦和邀請，來
爲這本書寫推薦序的時候，就知道一定不會讓我失望。

飲食營養和運動，大概是這些日子以來最大的爭論焦點議
題了！

有太多錯誤的資訊，讓人目不暇給無法判斷。

韓宜博士戳破了那些圍繞在營養學相關無稽之談的泡沫，
而那些泡沫都是造成重大的誤導來源。

順著自己的身體來運作，而不是對抗；
讓你身體按照其原本天生設計的樣貌來運作；
如果你吃的東西是你身體無法接受（忍受）的，那你根本
不可能會健康。

就是這麼簡單。

接著韓博士解釋了如何去執行。

非常簡單的道理。當正確的、適合你的食物吃進身體，就
會產出對你正確的、合適的運動成效。

我喜歡本書超級簡單的解釋，指出那些會造成非常混淆而且困難的資訊。

任何正在找尋管理體重解方的人，一定會愛這本書！

蘇・庫克
2024 年 1 月／英格蘭

傑出科學學士
倫敦傳統順勢療法學院
飲食與營養類別暢銷作家

As soon as I was invited to review this book recommended by Charlotte Palmer and Paul Sherring, I knew it would be good and I was not disappointed.

Diet, nutrition and exercise are the possible biggest bones of contention these days. The misinformation is astonishing.

Dr Han pops the bubble of nonsense around nutrition and homes straight into the bullseye which can be summarised as:
Work with your body, not against it;
Let your body work in the way it was designed;
if you eat things your body can't tolerate, you will not be healthy.

It's that simple. Then she explains how to do this.

Simply, the correct input of food in accordance with what suits you, the correct output of exercise in accordance with what you can do.

I like this ultra simple explanation of what can be very confusing and difficult.

Anyone looking for manageable solutions to weight issues will love this.

Sue Cook

BSc (Hons) Lic LCCH.

January 2024/ England

Author of *Nutrition for Special Needs:*
What shall I feed my child?:
Volume 7 (brainbuzzz)

Author of *Eat for your brain 2:*
find the right superfood symptom support

原文英文版 推薦序二

我跟韓宜博士認識超過三十年了。

我們第一次碰面是在高中時期，那時我們參加了台灣教育部辦的數理資優生甄試，在經過一連串的嚴格篩選後，我們兩個都獲得大學保送資格，不用參加當時的聯考，直接進入國立台灣大學物理系，並獲頒數理資優生獎學金。這份從年輕時期就開始的友誼，讓我們一直保有如同美劇「朋友」中的那種互助互信。

經過這麼多年，韓博士和我分別在我們的人生旅程中經歷了多次的成長與轉變。韓博士轉換了她學習研究的生涯，成為了一位國際企業管理教授，更擴展她的研究專業到有機茶葉和健康上面，並創業成立了自己的公司。

而我則跑到了美國，攻讀史丹佛大學電機工程博士，以及加州柏克萊大學的MBA學位。畢業後，我在矽谷從高科技工程師、成立新創公司，到投資管理。然而，我父親在我擴展高科技生涯時，因肝癌過世，這讓我重新思考人生的意義及方向，因而做了人生的重大轉變，投入了醫藥相關研究，並開啟了我中醫臨床治療的旅程。

韓博士和我都有跨領域研究及廣泛經驗，也分享相同的生活與健康上的整體觀。我們的科學訓練背景，讓我們能運用邏輯思辨的方法，在沒有預設立場的開放心態下，鑽研

各種我們有興趣的課題與領域。我們不會盲目地接受所謂的主流權威，我們根據的是邏輯辯證與實證原則，從觀察、假設、到證實，來深度了解如何提升生活品質。

這本書是韓博士持續邁向健康與平衡生活的代表作。她毫無保留地與讀者分享她的知識與經驗，我相信讀者會非常喜歡這樣的閱讀感受，並從中獲益。

讓我們一起與韓博士開啓一段新的旅程！

李宗恩
美國史丹佛電機工程博士
youngQi Integrative Medicine 創辦人
2024 年 1 月／美國加州

著作：《當張仲景遇上史丹佛》、《養兒育女必備中醫知識》

I have known Dr. Han for many years.

We first met in the national program of talented students in sciences and math in Taiwan. Through the rigorous selection process, we both were admitted with full scholarship to the Physics department of National Taiwan University. It was quite an honour at our young age and created a special bonding between us as in the TV sitcom Friends.

Throughout the years, both Dr. Han and I took a few turns in our lives. Dr. Han shifted her study and career to become a professor in international business. As time went by, she got deeply involved in organic tea and health. At my side, I moved on to get my PhD in electrical engineering from Stanford and MBA from UC Berkeley. While I was pushing my career forward in the high-tech business in Silicon Valley, my father got liver cancer and passed away. I decided to change my focus to medicine and started my journey in Chinese medicine.

Given the broad experience in multiple disciplines, we share a similar holistic view on life and health. Our scientific background helps us to investigate different approaches in a logical and open-minded way. Instead of accepting status quo blindly, we follow the principles of logical empiricism, i.e. observation, hypothesis, and verification, to deepen our understanding on how one can improve life quality.

This book is the outcome of Dr. Han's persistent effort of pursuing a healthy and balanced lifestyle. She shares her knowledge and experience without reservation. I am sure that you will enjoy reading this book and benefit from it. Let's start the new journey together with Dr. Han!

Andy Lee

PhD Stanford University
Founder of youngQi Integrative Medicine

January 2024/ California

Author of *When Ancient Medical Wisdom Meets Modern Scientific Mind*

自序

這本書係紀錄與分享，關於我個人，在健康與體態上，產生巨大轉變的真實經歷。

分享我的真實旅程，包括減重和建立肌肉強度，還有更多更多。

有太多朋友和社群的人，對我在人生半百 50 歲的時候，有這樣顯著的身材轉變，產生好奇與不斷地詢問。

現在這本書就是把我的旅程，分享給全世界更多的人。

本書重點只有兩個：
- **吃美食不需要挨餓的減重：**
  如果想要減重，真的不需要讓自己總是與美食絕緣，勉強自己只能吃無聊的清淡食物，或者甚至要挨餓。
- **在舒適圈*裡進行簡單的運動：**
  如果要強化肌力，實在不必要去勉強讓自己，企圖能做到那些你並不是非常喜歡的運動，或是硬撐那些過重的重量訓練。

以上兩個簡單的重點，可以讓你在養生以及生活品質上，享受快樂與長久的旅程。

＊舒適圈在本書的定義：（後續簡稱「舒適圈」）
完全沒有負面的意思。
「舒適圈」是指一個你能夠悠遊自得，沒有壓力地，進行所要負荷之事的區間。這個區間是一個動態性的觀念。短期而言，舒適圈的區間會依據你身心的狀態而上下起伏。長期而言，你的舒適圈會不斷地變動，甚至會移動到下一個層次。
（可以向上提升、也可以向下墜落）。

我的家人常開玩笑，說我是一個很懶惰的人。

就像很多人一樣，以前我總是說我想要減重，但是從來沒有長久應對之計，以及有效的方法。

這一切都改變了。
我現在再也不需要提醒我自己要減重了。

我的體重，已經非常穩定在我應該有的體重範圍，在我的胃可以容納的舒適食量，美食「吃到飽」，我可以盡可能吃美食（對的、好吃的食物）。

當年在我 20 到 30 多歲的時候，我試過非常多種困難的減重方法及運動，但是總是會復胖，永遠沒有辦法長久。

事實上，任何沒有辦法簡單執行的事情，就不可能長久。

這是人之常情。人的本性不可能長長久久，處於挑戰自我的「不舒適圈狀態」。

我必須告白我是一個懶惰的人，以前我真的不喜歡做任何會讓我疲勞的運動，除非我想要挑戰某一些事情，像是騎單車環島台灣。

以前我從來沒有進過專業健身房。

現在我每天運動，而且我每隔一天會去健身房進行重量訓練。

我對任何沒有意義的事情都不感興趣，也不會覺得快樂，這也是人之常情。

我相信有非常多讀者和我一樣，有類似的想法和經驗。這就是我想要透過這本書跟你們分享我這趟**轉變、蛻變的旅程**（transformation）：
做起來簡單，而且很舒適的策略，可以長期執行。

找到你們自己的「舒適圈」。

邁向你們自己**健康與美好身材**的自由快樂人生。

韓 宜
2024 年 2 月／英格蘭

英國 Formosan Farms 創辦人
英國 Food Therapy: West Meets East 創辦人
Pai Da Gong: Free Body Energy 創辦人
台灣亞格農時尚社會企業創辦人
中華自然療法世界總會英國辦事處主任

感謝

這本書並不是要告訴你，我有多厲害。

這本書是與你分享我個人的轉變／蛻變旅程，這個旅程非常地有效，是一個非常美好的經驗。對很多人而言，本書想要引導你發現適合你自己的旅程，而且是用一個簡單而可行的方法，找到對的、理想的專家（師傅），可以支持你長期成長蛻變的社群。

這本書只有對我是對的、真實的，但是可以提供線索給你和你所愛的人，找到過去你所有對減重、體重控制、運動肌力訓練等許多問題的答案。

在過去這幾年，我這一趟轉變蛻變的旅程，有非常多人參與，他們引導我成為一個新的我。我非常感謝這個宇宙給我指引，讓我在超過五十歲的人生階段裡，以短短不到兩年的時間，拿到通往巨大轉變與蛻變的這些鑰匙。

有非常多的天使、專家、大師們，這些拿著鑰匙的把關者（gatekeeper）們，他們開啟了這個康莊大道給我。在這裡我只列了一些要特別感謝陪我走過這段年過半百時，讓我可以有巨大轉變的恩人們，但是並無法涵蓋到全部那些曾經幫助我、指引過我的天使和把關者。請原諒我，如果你曾經提醒我、給我指引的天使們，如果在這裡我沒有列出你。

一、氣功治療師**林漢欽**先生：
從 2015 年以來，只要我在台灣時，他不但支持我、改進了我身體的健康狀態，而且還在心靈方面給我很多啓發，他開啓了大門，讓我準備好迎向這趟蛻變旅程的重要大門。

二、食療專家**夏綠蒂‧帕瑪**（Charlotte Palmer）女士和**保羅‧薛令**（Paul Sherring）先生：
從 2019 年 12 月到 2021 年的 2 月，一年又三個月的時間，在英國倫敦的這兩位食療專家，讓我完全**只靠正確的飲食**，就成功的減重，回到我原本應有的體重。

三、拍打功老師**賴美蓉**女士：
她帶領我入門，讓我發現了這是一個非常簡單，可以每天進行的運動。

四、中醫**李文玉**醫師：
她教我耳穴理療，而且給我很多機會參與她舉辦的義診行程。

五、中醫**林銘振**醫師：
他教我深奧的脈學、中醫把脈，來了解人體的狀況，而且讓我有許多觀摩學習的機會。

六、**班傑明‧布朗克**（Benjamin Pluke）整骨醫師（Osteopathy）：
他是倫敦知名的整骨醫師，同時擁有家族傳習與學術學位背景，他總是監控我的姿勢與肌肉強度，而且擁有東、西方醫學研究理論與實務的整體觀。

七、**伊恩‧道**（Ian Dowe）宇宙先生（Mr. Universe）／世界冠軍（World Championships）：
他讓我完成了最後一哩路，從 2023 年的 4 月到 6 月，在他倫敦的道氏動力健身中心（Dowe Dynamics

Gym），從零開始，我接受他的一對一重量訓練，提升了我的體適能與肌肉強度。

現在我把這些對他們最大的感謝，完全傳給你們。

祝福你們能夠和你們的天使和把關者們接上線，開啓你們自己通往自己想要的健康道路，並且得到最好、最適的結果！

最後我要告白的，我是在台灣出生長大的第二代華人，我的父母皆在二次世界大戰時從中國來到台灣。我的母語不是英文，這本（原文）英文書我寫的非常簡單易懂，而且所有本書使用的照片皆是原圖，人的部分沒有經過任何的特效或是美肌等現代社群媒體常用的美化，因爲我喜歡天然純淨的東西，所以我讓所有的事情都是以原本最眞實美好的狀態呈現。

希望你喜歡這本書！

前言

如果你想要找尋最佳減重與強化肌力的方法，請先聽我的故事。我的故事不一定會提供你一個完美的方法，但是每一個人都會有自己量身訂作的好方法，來支持你，爲達到你自己的目標而鋪路。

如果你想要從主流權威那裡找到一套完美方法，建議請三思。

我的專業訓練是一位社會科學研究者，所以我總是會提出問題。

如果那些具有公信力的權威專家們眞的有答案，而且可以給你我有效的解決之道，那麼他們爲什麼不提供給我們呢？那爲什麼世界各國都有那麼多的人，被代謝症候群的問題困擾，或者是總是體重過重呢？

這本書是要分享，**我個人從 2019 年到 2023 年，減重和強健肌力的旅程上，產生重大轉折的里程碑。**

如果你要一窺這些寶貴的經驗，這就是一本與你分享的書，**特別是那些曾經試過無數方法，從來都無法解決體重過重，或是減重後無法維持正常體重的人。**

如果你知道飲食的重要性，但是你還在想要有「欺騙的日子（cheat days）」，那這本書打開了一條康莊大道，指引你可以選擇好的、可以吃飽的美食，讓你根本不會有想要欺騙的慾望。

如何正確透過運動，建立強健的肌力，是非常重要的知識。我們是人，總是會找尋各種不要運動的理由。這本書可以激發你，對於建立經常性運動，而不會感到抗拒或是痛苦的全新想法。

我是誰？

我曾經是一個體重過重、在台灣逢甲大學任職的全職教授。擔任教授，不斷需要在研究、教學、發表著作上，趕在各種截止日期以前，繳交出各種報告和論文的壓力，導致我總是有許多排山倒海的藉口，無法運動或是自己在家煮飯。事實上，在 2019 年開始這段人生轉捩點的旅程以前，我幾乎從未在家自己煮飯，也就是，我幾乎都是外食。以前的我，總是對我在學術及知識領域上的表現，充滿信心，但是我從來不想看鏡子裡面的自己，雖然一些近親好友常常會善意的提醒我，通常回應他們的是，我真的沒有辦法減重，而且我也沒有真的暴飲暴食，大概我天生就是有肥胖的基因；我無法有一個苗條姣好的身材，大概因為我有一個很聰明的頭腦……我想上帝是公平的。

我不喜歡穿裙子，除了女生制服的裙子以外，到現在穿裙子的次數，不超過 10 根手指頭，因為我以前從來不會去管別人是如何看我，也幾乎放棄到底如何照顧好我的體態。

能走到今天，這是一段很漫長的旅程！

早在 1990 年代，我就花了一大筆錢，進了「喬登減肥中心」。當時是新台幣 10 萬元，相當於大約現在大約 2500 英鎊（不包括經過 30 年的「金錢時間價值」）。我那時候只有二十歲，去到當時在台北很有名的這個專業減重公司，我還開玩笑說我的肉 1 公斤價值一萬元台幣（相當於現在的 250 英鎊）。

那時候我就讀國立台灣大學，我是一個喜歡戶外運動的女生，19 歲的時候我擔任台大單車社的社長，我參加了許多騎單車旅行的社團活動，包括環島，但是我居然愈來愈胖，一年內居然增加了 10 公斤！體重從原本的 58 公斤到 68 公斤，我完全不能理解，為什麼我這麼密集的騎單車運動，讓我變成一個肥胖的女生？！

在「喬登減肥中心」專業的營養師教我計算熱量卡洛里（聽起來相當直觀，我們在中學時代都學過，當吃進身體的卡洛里大於燃燒掉的卡洛里時，我們就會增加體重）。在「喬登減肥中心」期間，我成功地透過計算卡路里的方式 8-8-2，減掉 10 公斤。如何計算呢？每日 8 單位的澱粉類、8 單位的蛋白質、2 單位的脂肪，對於蔬菜沒有限制，他們教我如何計算這些單位，而且要求我要填寫到他們提供的每日飲食表格裡，那段期間，真是一個極度無聊的飲食時期，所有的肉類都是水煮、蔬菜水煮、……水煮的食物可以少掉脂肪，是最好的飲食控制，不要超過 8-8-2 要求控制的單位數，每日非常有限又無趣的飲食選擇。

我 2010 年到 2019 年的平均體態樣貌

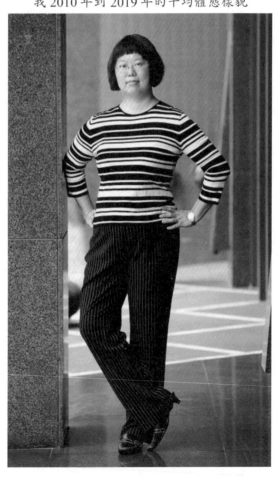

我 2021 年到 2024 年的平均體態樣貌

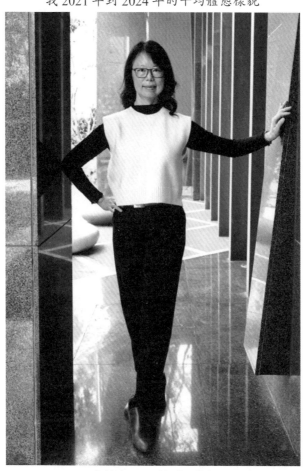

資料來源：韓宜博士

當我成功地減重 10 公斤後，很不幸地，一年後我復胖了 15 公斤。

很簡單的理由：**要維持這樣每日控制卡洛里，食之無味的飲食方式，長久下來實在是太困難了！**

第二次減重，是我從台大 MBA 畢業後，於 1998 到 2000 年，加入當時民營電信剛開放時期的遠傳電信公司。因為工作的忙碌，所以我不想要花很多時間吃午餐和晚餐，我決定把每一餐的飲食分量減為一半，一方面可以節省吃飯的時間，另外一方面還可以減重。根據先前我在「喬登減肥中心」計算卡路里的原則，感謝我埋首於當時忙碌的工作，以致於即使感覺飢餓，沒有多餘的時間去吃更多。我自己成功地減重 10 公斤，當時我引以為傲。

但是很不幸地，因為我離開了忙碌的遠傳電信工作，一年以後我又復胖了 15 公斤，而且隔年我生下我的孩子，同時，我在國立台灣大學攻讀博士學位。從那時候起，無論我嘗試任何的減重方法，我一直「保持」在 75 公斤到 80 公斤的肥胖狀態。

直到 2019 年，當我在倫敦第一次遇到保羅・薛令（Paul Sherring）先生時，我終於發現我以前建立對健康和體態的所有觀念，受到嚴重的挑戰。當時保羅烤了一隻法國大春雞給我與他的朋友夏綠蒂・帕瑪（Charlotte Palmer），一起共進晚餐。我當時是 78 公斤，還不是最糟的時候。保羅放了三片雞肉到我的盤子，當時按照我在「喬登減肥中心」學的（三十年來已經養成我飲食的習慣），我移除了

所有的雞皮，因為雞皮有非常多的脂肪。保羅和夏綠蒂兩個人都驚訝地看著我，並且從我的盤子裡面拿走了我撕下來的雞皮吃下去。我只吃了兩片雞肉，剩下來一片，他們也拿去吃了。**我覺得非常的奇怪，為什麼他們這麼的體態完美？我卻肥胖？他們吃得比我多，而且還吃下那最多脂肪的雞皮。**

為什麼？

當我回到台灣後，我開始了我自己的實驗。

我以前從國中開始，參加各種自然科學實驗競賽，就讀高中時期，我被推薦為物理資賦優異學生，並且在國立清華大學實驗室進行超導體實驗。所以對我自己進行人體實驗，一點都不困難，我可以控制大部分的變數，來觀察最攸關的結果。反正，任何的實驗結果也不會是最糟的，因為我還有 2 公斤的空間，可以胖到我曾經最重的體重 80 公斤。

我從進大學以後，幾乎從來都是外食。台灣實在是世界知名的美食天堂，而且物美價廉，當然我不會想要在家自己煮飯。雖然我是一個廚房白痴，但是我可以把整隻雞丟進鍋裡去煮成湯，以前我會把雞皮整個去掉，而且等雞湯涼了以後，我會把上面凝結的油脂整個撈掉，這樣我才能夠把脂肪量減到最低。

沒想到經過一個星期的實驗，**我保留了整隻雞的雞皮和油脂，我卻減掉了將近 5 公斤的體重**，真是令我難以置信！

到底問題出在哪裡？

這樣的實驗對照，我不禁懷疑，按照當時「喬登減肥中心」的營養師專家們，無法長期控制我的體重，爲什麼當我做了完全相反的事情，仿照兩位倫敦的食療專家，把雞肉和雞油一起吃下去，更美味可口油脂飽滿的雞湯，卻能夠減重？！

在保羅和夏綠蒂進一步地指引下，我不再計算卡路里。我對於美好食物的滋味感到非常的滿足，而且不會飢餓，雖然我必須在家煮飯，以避免外食裡面有很多有害身體的成分，但我一天不需要吃到三餐或更多餐，**我只在我餓的時候吃。**

脂肪是一個非常有效率的燃料，所以我不會經常感到飢餓，而且最美妙的是我還可以吃好吃的點心。這樣的飲食方式來減重，事實上是回復我應有的體重，而且容易維持，長期而言，實在是一件再容易也不過的事情。

經過一年又三個月，從 2019 年 2 月到 2021 年 2 月，我總共差不多減重了 20 公斤，從 78 到 80 公斤，減到 60 到 62 公斤。在此之後，我的體重可以非常容易地維持得很好，一直到 2023 年 4 月我開始在伊恩·道（Ian Dowe）的指導下進行重量訓練，我又再減了 2 公斤左右。

保羅·薛令是對的。我的外表身高正確的體重應該是 56 到 57 公斤，雖然當時他第一次在倫敦和夏綠蒂及我見面時，讓我感到非常地不禮貌，他提出這樣的論調，但是根據他

的專業，讓我在 15 個月輕鬆地完成其他人無法想像的減重，亦即，**恢復正確應有的體重**。

當然，這是我個人的選擇，最後選擇了嘗試其他非主流教育體系裡面提出的專業建議。我非常確定，我絕對不是唯一一個感到沮喪，曾經試過許許多多主流媒體、報紙、報導、書，及醫生、營養師的專業建議，而達不到任何減重效果，或可以長期維持正確體重的人。

如果你也有類似以前我所面對的問題，這本書就是獻給你的。

你將會明白如何進行你自己的研究和實驗，然後建立你自己的理論，和實際可行又簡單的行動方案。

就像湯姆・克魯斯著名的電影「關鍵報告（*The Minority Report*）」裡面的台詞：

你要相信誰？
"Who do you trust?"

只能相信你自己，而且你要做自己的研究和實驗（實踐）。

找到自己的簡單舒服的方式，可以長長久久的「舒適圈」。

如果這本書變成了你的重要的敲門磚，我會非常替你感到開心，如果你願意與我分享，請 email 給我：

dr.i.han.uk@gmail.com

第一章
學術生涯與社會創業

我應該教什麼呢？

我以前在逢甲大學任教 10 年期間，教的課程是國際企業管理、社會創新與企業社會責任，還有許多商業管理相關的課程。

逢甲大學校園的旁邊，是著名的逢甲夜市，許多國內外的觀光客列為必定造訪的景點，有非常多的攤商販賣各式各樣、五花八門、具有價格競爭力的飲食，導致逢甲大學校園裡面的餐廳或者飲食相關的服務，難有生存的空間。這也讓在逢甲大學每天出入的教職員和學生們，難以找到具有品質的健康飲食，令人遺憾！

我在逢甲大學全職任教的 10 年生涯裡面，體重直線上升，我也觀察到，有很多其他的教授們也有類似的情形。在這 10 年期間，我們有非常多的會議，都是在午餐時間發便當下進行，邊吃邊開會，加上便當的食材和使用的相關油鹽調味成分，都非常不健康，在時間的壓力下，還要討論會議相關的嚴肅議題。另外，忙碌的我沒有足夠且有效的運動，即便當時我每天晚上固定游泳 1 小時，但是還是沒有辦法有助任何減重。我的妹妹笑我說，「游泳，特別是你游得很慢，根本不夠你每天該有的運動量，更不用談減

重」。在學術界的生涯裡，教授們都非常地忙碌於研究、教學，和服務。就我所知，有許多的教授很難跳出這樣不健康的生活方式，一直到他們真的遇到了身體上的重大疾病。

在這樣所謂的「學術象牙塔」裡面，非常不幸地，有非常多的狹隘觀點，是猶如象牙塔，一層一層的結構慢慢蓋上去的，而且這些建構的方式，就如同圖 1.1 所標示的不同顏色研究領域。

任何學術論文的研究，能夠被好的學術期刊接受刊登，必須要能夠立足前人研究的相同領域上，所謂研究文獻探討就是「站在學術巨人的肩膀上」。任何有寫過論文或學術報告的人都知道，學術期刊的編輯群和審稿者，一定是相同學術領域的人，這些同一領域的教授學者們，決定了某一篇學術論文研究，直接退稿，或是否需要修改、修改後是否可以刊登在期刊上。誰能夠擔任這些學術期刊的編輯群和審稿人呢？當然是那些相同研究領域的前輩們，他們已經有一定數量與品質的論文著作，發表在國內外具有水準的學術期刊上，在該學術領域具有一定的知名度與權威。偶爾，有些期刊和編輯，會想要刊登一些比較新的「前衛研究（Frontier）」，這時候，才有可能會稍微超出該領域原本建造的那個象牙塔範圍（在可接受的一點點範圍內）。

以圖 1.1 概念來描繪，你可以想像圖裡面藍色的塔是自然科學領域、橘色的塔是社會科學領域、綠色的塔是其他應用科學領域。

圖 1.1 狹隘的學術世界

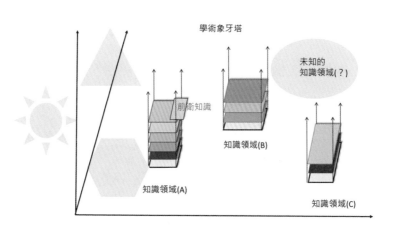

資料來源：韓宜博士

什麼是「科學」？

用簡單的白話來解釋，如果你可以重複相同的研究，用相同的研究方法，而得到類似的結果，這就是科學。

圖 1.1 裡面，知識領域（A）、知識領域（B）、知識領域（C）可以都是所謂的「科學」，但是知識領域（A）的專家學者們，往往可能無法真心相信知識領域（B）或知識領域（C）的學者研究，是所謂的「科學」，因為他們跨出了自己所鑽研的塔後，彼此之間並不了解其他的知識領域，也就是自己研究領域之外的其他知識領域。換句話說，他們彼此之間，無法建構在相同的學術象牙塔結構裡面。此外，還有更多未知的領域，像是圖1.1裡面的黃色區域，那些甚至還不是我們可以想像的結構與方式，像是層

層疊加的象牙塔形狀，而可能是超出我們能夠想像的各式各樣的形狀。然而那些黃色未知的領域，**和我們學術領域蓋象牙塔方式完全不同，當然不會被認為是「科學」**。

第一、我們可能**根本不知道**這些是什麼？

第二、就算有人知道，但是還沒有人發現一個研究方法，可以**重複相同的研究**。

第三、任何研究的論文，如果沒有該領域的編輯和審稿人的認可，是不可能發表的。也就是說，各種知識領域期刊的編輯與審稿人，已經在先決條件下，**限制了這些文獻或研究成為「不可能」**，不可能會出現在任何所謂「科學」的知識領域，那些堅固的象牙塔結構裡。

所以在魯伯特‧謝德雷克（Rupert Sheldrake）「科學的錯覺（Science Delusion）」這本英國暢銷書裡面詳細闡述，就如同這裡我要表達的，有許多存在於人類的世界裡而且非常重要的現象或發現，永遠不會成為學術世界裡所謂的「科學」。

以前我的學術研究領域是社會科學，或是更精準的說，國際企業管理、策略管理、社會創新創業。我經歷了非常困難的發表論文過程，因為我研究的是台灣的小型農場和農民，以及他們的合作關係，雖然是採用全球化企業管理領域的理論與觀點，但是在投稿到我的研究領域相關的期刊時，遭遇到種種困難的挑戰，因為那些編輯群與審稿人，

在當時對於農業為探討研究的田野範疇，非常地陌生。我當時花了超過五年以上的時間，深入訪談各個農民，以及他們相關的利害關係人，我認為，我的理論是直接從非常豐富的「在地土壤」上長出來的，超出了現有西方管理學相關領域的知識象牙塔結構的範圍。

因此，後來我只能選擇把我的研究，包括我的博士論文，直接在美國亞馬遜上出版成書，後續我升等副教授終身職的研究著作，也是 2016 年由紐約知名書商 Macmillan 出版成「台灣的社會創新與社會企業（*Social Innovation and Business in Taiwan*）」一書，和侯勝宗教授共同根據我們非常豐富的田野研究，提出了共善的社會創新理論，以建立永續的商業模式，特別是應用在弱勢族群，像是農民和偏鄉社區。接著我為了要實證這個共善社會創新理論，在逢甲大學的認同下，我創立了「亞格農時尚社會企業」，幫助台灣的小型獨立農場和農民，試圖證明共善創新商業模式，在真實世界是可行的。

幫助小型獨立的茶農，變成了我在「亞格農時尚社會企業」主要的社會創新企業目標，而且幫助推廣來自台灣偏鄉農村的手作產品，這些古老智慧的農業精品，可以促進提升健康，但是在同時，我卻因為體重過重，而看起來一點都不健康。我教導消費者，如何選擇來自永續純淨環境下，無農藥、無化肥、無添加、無除草劑的天然純淨好茶，來促進健康的提升，我也在上百場的演講裡，談到我的使命，是要來保存這些珍貴的傳統農家們辛苦家傳到今日的，成為現代工業科技下，少數堅持傳統手製產品的「行者」。

但是我真的健康嗎？

並沒有。

如果我是要教共善創新理論，實際應用在健康和永續的社會企業經營上，但我不知道如何真正地實踐進行健康的生活，那是什麼意思呢？

我以前在學校教書的時候，曾經不認同那些教創業的教授們，他們從來沒有自己真正創過業。但是我在真正開始我自己的社會創業時，才發現即使我是一個商學院的教授，當我在真實世界經營企業的時候，面臨了多麼大的困難和挑戰。

在我學術生涯擔任教授期間，我不僅是一位體重過重，而且還有很多項健康檢查報告出現紅字。當我做了一場成功的演講，或是企業活動的時候，我並不開心，因為我只是會「說」，要支持購買會讓身體健康的小農產品，但是我並沒有真正的證明我是一個身體健康的人。

我應該教什麼呢？

我憑什麼能教？

我以前曾經被學校派到哈佛商學院去受訓，開始使用個案教學的方法，爾後我所有的教學，都是從真實的企業個案，讓學生領悟到背後的理論（這樣的教學方法與傳統的講課方式 Lecturing 剛好相反）。所以，如果我想要在我社

會創業中推廣健康的飲食和產品，我應該要已經成為一個
真正實踐健康的人，從實證中，找到理論的支持，然後才
能來教給更多的人。

自我檢視

1.你的職業生涯目標是什麼？

2.你想要達成什麼？

3.如果你對第一題和第二題都感到很開心，那你（想要）
有什麼樣的健康狀況呢？

第二章
大學裡沒有教

大學裡面教什麼呢？

現在日益不斷進步的科技，導致我們在大學裡面教的東西，可能每天都會變得落伍。幾乎所有大學裡面教的課程，現在都可以在網路上自我學習，甚至很多可以透過人工智慧或是機器人來做有效地交流。

但是，大學裡面沒有教，人工智慧也沒辦法的是，真實地有效提升我們的生活品質。這是我們最需要的，卻是需要很多真實的實踐，如何能夠真實地在生活裡面，達到最基本的生活品質提升？

美好的體態（fitness）與健康（health），是維持好的生活品質非常重要的，而且需要長期地能夠維持，有好的健康才是真正的財富，這是大家都懂得道理，無須爭論。

我在過去超過 20 年，長期地在農場、農民、農村社區做田野調查研究，我得到非常非常多的知識與智慧，都不是在大學裡面有人可以教的，也無法在大學裡教。其中，讓我獲益最多的是，**應用在健康的傳統古老智慧**，我從農民那裡學到了非常多真實、可以容易實踐在他們每天生活裡面

43

的寶貴知識，我把這麼多豐富的寶貴智慧傳承，整理在表2.1。

表 2.1 農民的智慧

農場到餐桌	健康面向	對人體影響
種植 （Food grown）	土壤 雨水 陽光 地貌地形 季節 植物多樣性 生態系	人為干擾： 農藥 除草劑 化學肥料 環境（人為）控制
加工 （Food processed）	傳統手作加工 初級加工（以機器輔助） 工業精緻加工	添加物 其他來源的成分 時間面向
運銷 （Food distributed）	農民 當地的農民市集 當地市場 地區運銷中心 全國通路	包裝 時間面向 中間商
購買 （Food purchased）	原形食物 新鮮度 誠信	認證標籤 商業品牌

資料來源：韓宜博士

這並不是他們「教」了我什麼，而是他們的這些生活智慧，變成我重新檢視我生活中有關生活品質與健康的許多的項目。最近幾年有很多中小學，開始想要把飲食與農耕教育（食農教育）帶到教學課程裡，但是最簡單的學習方

法，卻是真正回到農場去，在農場裡看到、摸到、感受到的真實體驗，與農民聊天，每次去不一樣的農場，這是能得到農民智慧傳承最好、最深入的學習與實踐。相反地，在現代工業化及都市化的生活中，大部分的人，從小就遠離農場和大自然，**缺乏腳踏泥土「接地氣」＊，才是經年累月下來，導致健康亮紅燈的主要因素之一。**

＊我從小在台北市中正特區長大，「天龍國」的「天龍區」，當我開始走進農村、跟農民聊天、享受農場的自然環境，我才知道「天龍國」是多麼地無法「接地氣」，「優越」的現代生活條件，反而變成了遠離人體健康、人（wellbeing）應追求的生活品質，漸行漸遠而不自知。

學術研究一定要回顧文獻，突顯新的研究能夠有什麼新的貢獻，「智慧貢獻」。但是，如何真實的改善或是維持健康，卻需要更多的研究投入，找尋與維護過去傳統的生活智慧，而不是侷限於現在我們所謂的象牙塔「科學」研究文獻上。

偏鄉農村社區，不僅在台灣，也在世界上很多其他的開發中國家與已開發國家，成為現代科技飛速發展上，相對上最緩慢的生活方式。不可否認的是，**「緩慢」、「慢食」、「慢活」也逐漸成為深陷現代都市叢林生活的人們嚮往的「心時尚」**。偏鄉農村社區保存了最多經過千錘百鍊的智慧，在任何環境下面都可以生存，他們習以為常地在極度炎熱的太陽下，或者是滂沱大雨、颱風等嚴峻氣候條件下工作，現在變成了我們所謂的「極端氣候」新時尚名詞。當我們坐在開著冷氣或暖氣辦公室，吃著工業大量製造的速食（fast food 快速食物不只有漢堡薯條喔），在

開著冷氣的健身房重量訓練等等，這些讓我們和大自然母親脫鉤的日常生活，相對於這些農民，讓我們變得更不健康、更遠離了人類（human being）應有的美好生活方式。

在台灣，平均的農民教育程度只有小學畢業，大部分的農民並沒有顯赫學歷，所以他們沒有辦法在舒適的冷氣房裡面有一份高薪水的工作，就像身為中產階級的我們一樣。但是他們對於**食物的選擇、健康的維持，和身為人（being）應有的生活方式，可能比我們更「先進」、更有智慧，而且這些從來不會在大學裡面教**，我或者是任何其他教授，也都沒有辦法像他們一樣，開出這樣的「課程」。農民教給我的課題，特別是茶農，那些我創立「亞格農時尚社會企業」所支持的農民與農場們，請參考即將出版的《台灣茶（Formosan Tea）》一書（註1）。

我在逢甲大學任教期間，在通識中心開授「社區支持形農業之在地實踐（Community-Supported Agriculture in Real Practice）」課程長達八年。這個課程的設計，是把教室拉到農村社區裡，每學期選擇一個離學校大約一小時車程範圍的農村社區開課，每學期開課的農村社區必須是和前一學期不一樣的社區。我帶著學生們，根據這個農村社區的實際需求，來為他們設計出真實可行的專案，提供給他們能夠有所改善與進步的想法。這個創新課程的設計，來自過去十幾年來我跟農民相處所得到的啟發，甚至讓我因本課程獲得了2018年英國管理學會的管理教育實踐推崇獎項（Highly Recommended Award: Management Education Practice Award 2018/ Experienced Teaching Practitioner Category, British Academy of Management）。

學生來參與這個通識課程的，一開始幾乎都對飲食沒有任何概念，他們也從來沒有去過農場，但是學期末時，他們都非常地感謝，並且與土地、農民、農場，與農村社區產生連結，這樣的課程，轉變了以往學生們「無腦」的飲食生活，而在每天的飲食上能夠心存感謝，並開啓日後他們對農民與食物的認知學習。重要的課程意涵有三：

1. **農產品沒有 CP 值這件事：**
一分錢一分貨。如果你想要好的食物品質，你就必須付出好的價格。簡單而言，便宜沒好貨，「天下沒有白吃的午餐」。

2. **找到你自己可信賴的食物來源：**
如果你可以找到可信賴的源頭，像是農場或是農民，他是實際這個食物、茶，或者是食品成分的原始製造者，那麼其他如「有機認證」、「公平認證」或是**各種各樣五花八門的行銷認證標籤，並不重要**。各種標籤認證的系統，是建構在消費者如果沒有辦法直接看到源頭的情況下，提供分類的參考。而有些認證和標籤，其實只是行銷的噱頭，或者甚至是用錢就可以買得到的。

3. **幾乎每個農民都說他們生產的食物是「有機」：**
如果你直接向農民購買，請確認不是只是用「聽」的，聽他們怎麼說有機云云，更重要的是你要真的看到他們的農場，或者是你看到他們自己吃、喝他們自己生產的產品。

修過我這堂課的學生，大概都可以對他們未來的飲食生活，產生重大的改變。我希望透過這本書，我也可以傳遞那些大學所不能教、也無法提供給你的知識：

找回你的健康、減重（如果你已經是正確的體重，就是維持體重）、強健肌力。

如果我的社會創業是要推廣健康，那麼最主要教的，是那些在大學裡面沒有教的課題：
舊瓶新釀，把古老的智慧，以及農民如何連結到自然真實的生活態度，推廣到現代的都市生活裡面。

註釋：
(1)
《台灣茶（*Formosan Tea*）》這本即將出版的書，其中一個章節，將解釋是如何利用簡單的方法，來找到真正安全的農場，以及其對人體健康的意涵。

自我檢視

1.如果你只是為了買便宜的食物，除了省錢還有什麼任何
  其他的好處?

2.你可以感覺到「在學校裡面的學習」，相對於，「與長
  者面對面學習、傳承他們的智慧」，有什麼不同嗎?
    如果可以，這兩種學習方式，那一個讓你可以記得比較
    久呢?

3.你願意考慮其他可能的成本，去交換第一題裡面便宜的
  食物，改成消費一個好的、有價值、有道德、真正的好
  食物嗎?
    舉例而言，你可能會使用比較好，但價格不便宜的洗潔
    精，洗去蔬菜水果的農藥、化學肥料;提升你的身體的
    能量，避免便宜有添加各種人工香料、化學物質的食
    品，讓你身體難以消化代謝;你的病痛，想辦法看醫生
    去把那些在細胞血液器官的毒素代謝出來等等。（想想
    這些例子，如果建立一個對的飲食消費價值觀，或許就
    不用花更多錢在其他方面了?）

第三章

亞洲人不欣賞的價值觀

如何定義「成功的人生」？

在台灣或是亞洲，追求「成功的人生」，通常是指可以賺大錢、在職場上出人頭地、有好的頭銜（如醫生、律師、會計師）、到知名大公司上班等等。我們有一句話：愛拼就會贏。

真的嗎？
每一個努力工作、愛拼的人，都贏了嗎？

就算就是真的，這些「贏」的人，最後都有一個美好的人生嗎？

在亞洲，在學校有好的成績表現、在學術表現上能夠拿第一名，似乎從我們進入學校體系開始，永遠是最重要的目標。

在亞洲，崇高的價值觀已經被塑造成：
贏。

事實上，**學術成績表現上的贏，並不表示任何其他方面也贏**，而僅僅只是學術成績上的表現而已。

我有一個長住北京的小學同學告訴我，她練習瑜伽已經很多年，有一次在瑜伽課的現場，有一位第一次參加課程的學員跟她說：「我非常有信心可以把瑜伽練得很好，因為我是名校的畢業生，瑜伽一定是一個很簡單、可以很快學會的課程。」我的小學同學聽了，覺得非常地不可思議，到底瑜伽這樣的身體運動，和能從名校大學畢業的表現，有什麼相關？這樣的奇怪邏輯是說，一個聰明的學術頭腦，就可以有很好的身體運動表現嗎？

不幸地是，很多人是用他們的健康和生活品質，來「交換」他們的事業與職業生涯，最後，他們可能非常地後悔當初選擇了這樣的「交換」。我們看過非常多案例，是高收入的所謂創造「台灣奇蹟」科學園區的工程師，他們都很謙虛地說：不要羨慕我們的收入，因為這是用我們的健康「爆肝」換來的（或者是英文裡面講的：蠟燭兩頭燒）。

工作、工作、工作，直到人生最後一天。
存錢、存錢、存錢，直到沒辦法花錢。

你到底想要得到什麼樣的結果呢？

不幸地是，在亞洲或台灣，尤其是對現代中年以上的這幾代人而言，一個典型的所謂「成功的人」，往往並不是真的有一個美好的人生。

放鬆、享受、體驗一個美好的人生，這可能是現代年輕的亞洲人，慢慢開始覺醒、探索他們自己的人生。因為他們出生在這樣一個具有挑戰的時代，包括工作低薪、買不起房屋、薪水追不上物價等等，這也不是一般年輕人所面對的問題，甚至是名校的碩士、博士畢業，也是面臨同樣的困境。

所以，我非常篤定，想要透過我的社會創業，來推廣健康的生活態度。我應該要來教台灣人、亞洲人，他們過去永遠不會崇尚、欣賞的價值觀：

花更多時間走進大自然，遠離大學或辦公室。和更多人真實地面對面交談，而不是透過網際網路「線上交談」，並且和你認識的人，還有不認識的人，能夠在荒郊野外的地方，一起歡樂，享受自然與人的美好。

自我檢視

1.你還記得歡樂美好放鬆的時候嗎？

2.上一次，你真正享受美好的假期是什麼時候？

3.是否有可能找一整天，完全地在大自然放鬆，沒有任何
   電話或電腦的干擾？如果可以的話，請看看是否未來你
   就可以得到第一題和第二題的答案。

第四章

飲食 & 減重

什麼是「理想的體重」？

2019 年 11 月，當我在一趟四天到倫敦的商務旅行期間，第一次和保羅・薛令見面的時候，他看著我當時肥肥的肚子說，你的理想的體重應該大概在 57 公斤，讓我覺得很囧（但我也習慣這種事情了，因為在台北的捷運上還有人以為我懷孕，讓座給我）。

啥？

當時，對於長期都有體重過重問題的我而言，仍然不太高興，在第一次見面就聽到這麼「誠實」的提醒。然而，其實我心裡知道，他差不多是對的，因為在我在六年的國中和高中時期，一直都是 57 公斤左右。

直到我大學後，才開始發胖，特別是我在台大單車社期間，當時我完全不能理解，為什麼開始進入發胖的轉捩點，是在我密集騎單車的期間？當然對於像我一樣過重的人，通常都有很多理由：這是正常的，自我解釋因為我騎了單車以後，需要吃更多食物補充體力。事實上，2020 年之後，我開始在倫敦固定讓班傑明・布朗克整骨醫師為我看診修復，他告訴我說，過度的運動就會產生壓力荷爾

蒙，導致更容易發胖（詳見本書第七章）因此反而產生運動的反效果（opposite result），包括會讓原本想要透過運動減重的人，反而增加體重。

保羅・薛令和他的朋友夏綠蒂・帕瑪，已經在倫敦擔任飲食專家和自然療法的顧問超過二十年。當第一次我與他們共進晚餐時，上桌的是一隻肥美的法國春雞，當時我仍然秉持多年以來的習慣，也就是當年「喬登減肥中心」教我的：把飽含油脂的雞皮完全取下，因為那代表高熱量（圖4.1）。

當場保羅和夏綠地都對我的行為，露出非常驚訝的表情，並且把我盤子裡面的雞皮拿去吃！我的盤子裡還有塗滿動物油脂、烤得香噴噴的馬鈴薯塊，我一塊都不敢吃，一方面我晚上也從來不吃澱粉類，另一方面，我盤子裡的這些馬鈴薯實在是太油了。

保羅和夏綠蒂都有非常好的身材，但我卻很胖。從此開啟了我一連串的「為什麼」？？？

圖 4.1 與保羅和夏綠蒂共進的晚餐：
肥美的法國春雞、塗滿油脂的烤馬鈴薯

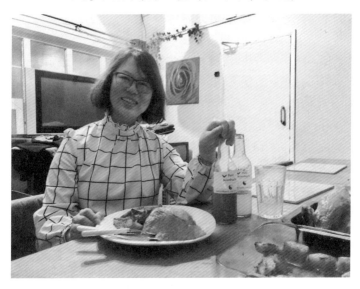

資料來源：韓宜博士

長期以來，我聽到非常多的朋友，都提出和我當時類似的想法。

「爲什麼就算我非常小心地吃低熱量的『健康』食物，但我總是會變胖？」
「我已經沒救了，就算我只喝水，還是會發胖。」
「我眞的沒有辦法爲了保持美好的身材，而放棄美食，否則人生實在太無趣了。」
「如果爲了保持好的身材和理想的體重，而要我時時刻刻都注意要吃什麼才行，我實在懶得管。」

「減肥是明天的事情,我今天晚上要好好地吃這頓大餐。」

接下來,經過了 15 個月的「大轉變旅程」,我發現減重根本不是什麼大祕密!事實上,減重和保持理想的體重是很簡單的,只要能建立一套正確的知識。

怎麼說(做)呢?

首先,什麼是「理想」的體重?

這是一個很簡單的概念:骨骼結構和身體內容的重量。

是什麼意思呢?

用一個簡單的比喻:想像一部車子。

以一台奧迪(Audi)A3 汽車為例,根據設計這台汽車的結構、能夠開得快、安全,而且具有好的燃油效率,那最適合這部車的「理想」載重是多少呢?

如果這部車子滿載了五個成人,還在行李箱塞滿了行李,那麼會發生什麼事呢?

這的確是我的真實開車經驗,載滿了全家人,和塞滿行李箱爆滿的行李,我發現:

- 汽車起步加速變得非常困難,我必須把油門踩到底。

- 煞車距離變得很長。
- 燃油效率變很差，每公升的油耗變多。

在不用挨餓、免於食之無趣的情況下，我成功地在一年又三個月，2019 年 12 月到 2021 年 2 月期間，從原本長期在 78 到 80 公斤的區間，減到 60 到 62 公斤區間。太多朋友都問我到底是怎麼辦到的？

我都跟他們說，其實非常簡單：
吃「對」的食物，是你的身體可以認識、消化、吸收、排泄的東西。不需要計算熱量卡洛里，也不用管你吃了多少東西。

食物裡面的卡洛里，完全不等於可以在體內完全燃燒的熱量，尤其是當你的身體無法好好地消化吸收。

就像你在汽油的車裡加了柴油一樣，錯誤的柴油，當然沒有辦法讓要燃燒汽油車子可以跑，而且還會壞掉。

這個道理解釋了，**當你吃身體無法認識的食物，就算像我以前辛苦地控制卡路里，不吃雞皮、把油脂降到最低，仍然很不幸地是：無法減重。**

當我缺乏正確且有效率的燃油，去產生身體所需能量的時候（像是高品質的動物脂肪），我很容易飢餓，而且會產生立即性的頭昏眼花、肌肉無力，這樣造成我飢餓的頻率很高，一天必須吃更多餐或零食。我的身體一直忙於消化食物，而沒有好好的休息。

這就像汽車的比喻一樣，過多的行李和乘客的重量，就會更耗油，所以你必須在更短的時間就要加油。

但是，以前我身體裡面有這麼多的肥油產生過重的體重，包括嚴重的脂肪肝，**為什麼不能夠在我飢餓的時候，有效地轉換成熱量燃燒呢？**

我相信很多人讀到這裡，一定和以前的我，有相同的疑問。

夏綠蒂‧帕瑪跟我說，因為我的身體當時是在一個「有問題」的代謝狀況下運行。現代工業化的飲食體系（industrialised food system），到處充滿了加工食物、人工添加成分，即使我們自以為吃得非常「健康」，還是枉然。

我是高教育知識分子，以前為了減重，我參考了各種生物化學的書籍、主流權威的專家、醫師、營養師的建議，買了很多昂貴，看起來「健康」的食材和調味料，我被教育成，使用不飽和的蔬菜油加熱，比我們在東方古老年代用了百年以上的豬油，來得健康。以前我都是外食，去那些不便宜的、看起來美味又健康的餐廳，但我從來不會過問他們是用什麼食材、調味料、油脂等烹調而成的，因為這些當時都不在我的「知識領域」範圍內（提醒回顧圖1.1的概念）。

我相信很多人都被這樣子的陷阱困境綁住過。

這並不是我的錯！

我覺得自己很無辜，我努力過，我不是沒有好好地關心我的身材和健康，我完全不想要一直停留在過重和不健康的狀態！！！

我並不知道，當時每一個資訊來源，建構我的知識庫，都是在圖1.1概念所闡述的「象牙塔」的範圍內，而那些對我而言，幾乎都是錯的，完全不適用於我。在倫敦遇見保羅和夏綠蒂之前，我也從來沒有懷疑過，我從小被教到大的這些所謂的主流知識可能有問題。

在理想的狀況下，表4.1列了我自己整理的，什麼是好的、對的飲食選擇，讓你可以簡單參考，爾後在本書第八章的行動指南建議下，開始進行你自己的研究與實證（參考表8.1）。

表 4.1 正確體重——我自己的飲食指南

（在表的最右邊自行註記）

主要的 飲食項目	簡單道理	打勾 （做到）
盡量有機食材	你身體不「認識」農藥、除草劑、化學肥料或「人工」的添加物，而且這些可能會有毒。 在這裡指的有機，不一定要有機「認證」，而可以是你自己種的，或是從你真正認識的那些，具有道德良心的農場、可信賴的來源。	
用穩定的油脂加熱烹調	你的身體不「認識」那些加熱過後變成各種其他化學成分（或是有毒成分）不穩定的蔬菜油／多元不飽和脂肪（polyunsaturated）。	
少吃加工食品	你的身體代謝（metabolism）不一定「認識」普遍存在於加工食品裡面許多的人工添加成分、人工香料。	
愈新鮮愈好	食物裡面的營養成分隨著時間而衰減，並且氧化。一般人要能比較新鮮食物和不新鮮食物，在口感上的差異（營養素成分和氧化程度產生的差異），其實不是很困難。	

檢視食品、調味料全部成分	你的身體代謝（metabolism）不一定「認識」普遍存在於加工食品裡面許多的人工添加成分、人工香料。	
在餐前後加入釀酵食物和飲料	有很多天然食材釀造出來具有「活」益生菌的釀酵食物和飲品，可以提供腸胃道健康平衡的環境，成為促進身體消化吸收好的「助燃」材料。	
使用非精緻的天然糖、眞正的海鹽調味	你的身體「認識」它們，而且可以得到天然的微量元素。	
不要一直進食	你吃東西是因爲你「想」你需要吃？ 還是你看到時間覺得你「應該」要吃？ 還是你無聊，所以要吃？ 請不要用你的頭腦，或是看著時間，而是用你的直覺，身體眞實感受（"gut-feeling"）眞的餓了再吃。給你身體可以休息的機會（註1）！	
再度檢視任何會「上癮」的食品與飲料	爲什麼這些食品和飲料會讓你「渴望」？ 爲什麼會讓你「上癮」？ 例如：精製糖、精緻澱粉、深度油炸加工食品（註2）等，實際上都是「設計」成爲易讓人	

	渴望和上癮的，導致難以戒斷的惡性循環狀態。	
晚餐才吃澱粉、低升糖指數（low-GI）更好	如果不想要處在整天都餓，想要進食的狀態，則把澱粉留到每天最後一餐再吃。 並非所有澱粉都會讓你發胖，但是吃精緻澱粉會比脂肪和蛋白質讓你容易饑餓。 * 最糟的：早餐吃小麥類的澱粉（麵包、三明治等）！ 這樣吃法會導致發胖、容易餓、整天下來吃更多……造成難以逃脫的惡性循環（以前我就是這樣）。	
少喝酒	拜新冠疫情之賜，現在每個人都知道酒精是拿來殺菌的，包括好菌和壞菌。 疫情後，世界各地的人也知道身體健康需要的健全的腸胃道、平衡的各種益生菌，來幫助消化吸收和提升免疫力。	
少吃小麥類食品	小麥類食品含有麩質（gluten），可能導致發炎（inflammation），而且造成浮腫。	

| | 但是這關係到小麥是否在你的種族千百年來，屬於原生食物之列，以及小麥食物的加工製作過程。例如，使用未經過基因改造的古老原生小麥品種，經過長時間發酵的酸種麵包（sourdough）製作方式，是一個較好的選擇。 | |

資料來源：韓宜博士

如果你是像我一樣，出生在以米食為主的國家，那我強烈建議你，不要再吃小麥製作的食品（註3）。

我從小長大，我家都是以吃麵為主食，因為我的雙親都是中國北方人（後來我研究，發現北方的「麵食」，最早是用小米，而非小麥製作的）。我從來不知道小麥製作的麵食，就是導致我身體裡面長期慢性發炎，造成多餘不需要的脂肪、甚至毒素，在體內無法代謝。

當我完全戒斷了現代工業化方式製作的麵包、麵條、水餃，及其他很多用小麥粉製作的食物，我的體重便很容易地降下來了。回台灣時，我都會去在一個鄉村社區裡面很有名的碗粿小吃店，創業經營這間小吃的年長女士，她已經 70 多歲了，還有很窈窕而結實的身材，當我跟她分享我減重的歷程，她笑著跟我說：「當然啊，我從來不碰小麥的，我只吃米食，因為這裡是稻米的故鄉。」

現在我非常高興，我再也不用問如何能夠減重。我吃得很快樂，不但可以吃很多的美食，並且不會再感到飢餓。我可以吃非小麥製作的披薩、點心、蛋糕，例如圖 4.2。我也可以享受從來以前不敢吃的炸薯條，因為可以用飽和穩定的脂肪來炸。

我邀請以前在逢甲大學教過的 MBA 學生，俞歡妮（Sylvani Anggraeni Singhakowinta），一同舉辦工作坊，來教大家如何很簡單地使用低升糖（low GI）的椰子糖，以及完全不使用任何使小麥粉，來製作美味的布朗尼（圖4.3）。俞歡妮來自印尼，多年來研究如何使不含小麥的食材，來製作美味的點心。更重要的是，所有的工作坊學員們，都覺得這樣的無小麥布朗尼，比他們以前吃過的任何布朗尼都要好吃。

圖 4.2 無小麥的麵包、披薩、甜點
（只使用天然有機食材）

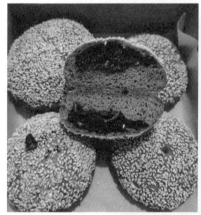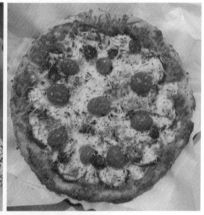

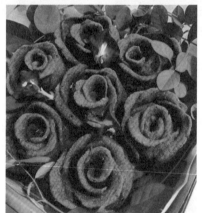

資料來源：俞歡妮

圖 4.3 工作坊學員們一起製作的無小麥布朗尼

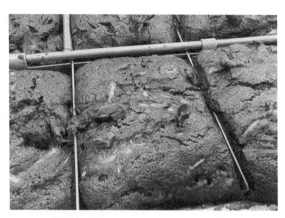

資料來源：劉芬華（工作坊的參與者）

很多人想要減重的人，最常會問我這兩個問題：

1.斷食（Fasting）：
這裡談的斷食，不包括一天內進行的短時間斷食（註2）。如果你進行過 3 天以上的斷食，你應該了解身體的運作，如何在前面 2-3 天，想辦法完全吸收與排泄已經在消化系統裡面的食物。**如果你只想減重，不需要斷食**。就我的觀點而言，斷食是要讓身體能夠休息，進而排除長期累積在身體系統裡的毒素，例如農藥、人工化學添加物、重金屬等等。雖然斷食確實可以讓體重減輕，但是當結束斷食回到了正常的飲食，很容易體重就會回復，或者，你回到日常吃那些不該吃的錯誤食物和成分，反而可能會讓你的體重變得更重。

2.生酮飲食（Keto diet）：

生酮飲食的目的，不是在減肥，而是在提升身體代謝的效率。當我減重到一個穩定的體重狀態的時候，我進行了六週的生酮飲食，目的是要能夠讓我的身體更容易地利用脂肪燃燒。因為我過去有非常長的一段時間，都習慣吃過多的澱粉當作主食，也訓練身體習慣使用容易燃燒的澱粉（醣類）當作燃料，相對地，我的身體漸漸「忘記」如何燃燒脂肪，這就是為什麼當我體重過重的時候，身體裡面有一大堆的脂肪，卻無法轉換、燃燒，當時我飢餓的時候就頭昏眼花，甚至還會發抖，導致我必須趕快找到糖（甜食）來吃，以儘速消除我不適的飢餓感。相對而言，當身體已經能夠輕易地轉換成燃燒脂肪，而非燃燒澱粉（糖）的時候，那麼身體裡的脂肪就會在需要的時候，很容易地可以拿來使用。生酮飲食，就是**讓身體回復到容易轉換燃燒脂肪的狀態**，通常用來幫助有慢性病、代謝症候群的人，當然也有人拿來減重，但是我仍然不認為生酮飲食是減重的主要手段，因為如果沒有改變以往糟糕的飲食習慣，一旦結束生酮飲食，你的體重還是會很容易地回到過去。

幾十年來，我們被大眾媒體、教育系統，還有專家權威，教育成根深蒂固地認為動物性的脂肪導致三高：高血壓、高血脂，以及心肌梗塞的高危險群。

但是過去，我總是外食那些所謂蔬菜油為主的烹調食物，卻很諷刺地讓我總是都有超標的三酸甘油酯、嚴重脂肪肝、高血脂問題。但是一旦**當我轉換成完全不用這些蔬菜**

油加熱烹調食物，我的**體重直接下降，而且我所有的身體檢查報告，包括三酸甘油脂等等，全部回到正常。**

飽和脂肪，包括動物脂肪、椰子油、油酥（印度奶油Ghee）等，都是穩定的脂肪，烹調食物加熱的時候，不會被破壞。這些傳統使用的油脂類，事實上是我們身體最認識的，容易代謝。

我有一個朋友，聽了我的分享以後，馬上三條線：「難怪我的祖母用豬油烹調，從來不會有三高的問題，但是我卻有三高，而我使用的是非常昂貴的多元不飽和脂肪的油來烹調，我卻以為這些是好的油。」

現實上與理想上，我所談的這些正確飲食，可以想像成是介於 0 到 100% 之間的光譜，兩個端點是 0 和 100%：

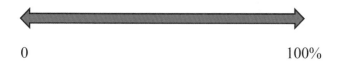

0   100%

如果你是像我一樣忙碌的人，可以花 30 分鐘快速地準備一餐（圖 4.4），大概就等於你去等待外食外帶的時間。而且因為一天中變得不是很容易飢餓，頂多需要吃兩餐或一餐就好，節省更多時間。

有的時候放假時，我幫我一整個大家庭 10 個人準備餐點，快速取向的我，其實也只要花 60 分鐘到 90 分鐘而已。

再次提醒讀者，2019 年底以前，我幾乎是外食、不太自己煮飯的人，如果我可以變成每天煮飯，我可以想像對大部分的讀者來說，自己煮飯不會是大問題。當然，如果你有更多的時間，你可以享受花兩到三個小時，來好好地準備健康又美味的山珍海味。

圖 4.4 我的 30 分鐘簡易餐點範例：
炒蛋、蔬菜、水果、紫色地瓜做成的鬆餅

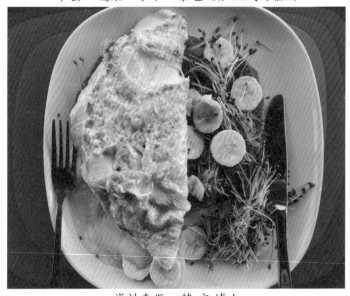

資料來源：韓宜博士

我們大家總是避免不了，某些時候和家人或朋友外食，像是生日、節慶，所以無論如何，你不用總是想要 100%吃對的食物與成分，但是能夠讓自己多靠近 100%這個端點，完全是你個人的選擇（我的家人朋友在外和我聚餐時，往往也會「參考」我吃了那些食物，那些餐點我沒有碰）。

當我旅行和住飯店的時候，我沒有烹調的設備，必須找一個地方外食。那我會選擇盡量符合表4.1的食材與餐點，像是米食為主，而且我會帶我自己的椰子油或是豬油，要求廚房使用（椰子油比較容易被接受）。如果廚師不同意使用我帶來的油，或是他們也沒有符合我可以接受的烹調油，那很簡單，我就換一家餐廳。

當我要搭乘英國往返台灣長程的飛機時，我都會攜帶自己的餐點，放在便當盒裡（註 4），而我自己準備的餐點，比經濟艙的餐點要好吃多了。這完全是個人的選擇，你要暴露在多少的飲食風險，來交換你的健康和體重？**就算外食，也一定可以找得到讓你最小風險的地方，或方法。**

已經有上百位我的朋友們，對於我成功地減重與維持體重，感到非常有興趣，於是我創立了一個六週的線上基礎課程，在網站（Food Therapy: West Meets East）上我還邀請了東方和西方許多食療相關的專家們，幫我的網站撰寫部落格，包括夏綠蒂・帕瑪、保羅・薛令，中醫、西醫、傳統食療的臨床實踐者，與研究者們，未來很快地就會把這些部落格文章集結成一本編輯的書，讓有興趣的讀者們能夠有系統地了解，更容易地建構自己所適合的美好飲食療痾架構。

最重要的底線：
不要執著於你過去學過，但是從來不適用於你的飲食或減重（維持體重）方法。你可以免費地瀏覽我這個食療網站的部落格文章，以及那些刊登課程學員們的作業：他們自己創作的餐點。從這些餐點的照片，你就會對有多少美食

可以選擇，有一個基本的概念。當你不會有嚴重的飢餓感，而且還可以有各種美食可以吃，包括美味可口的點心，那你就永遠不會再想要有欺騙（cheat days）的日子了。

透過有智慧的選擇食物，是能夠長久維持平穩血糖水準的最佳策略，這就是可以減重，或是維持體重的不二法門。

註釋：
(1)
每一餐之間要有幾個小時空檔不進食，並非重點。

最近有很多書或課程，在談「間歇性斷食 16-8 法則」：一天有 16 個小時斷食，飲食集中在另外 8 小時進行。

斷食的目的，只是讓**身體能夠得到休息**，否則當你不餓，還不斷地把食物放到你的身體裡，就像灌香腸一樣，你的消化系統總是滿載或超載。因此，就算 16-8 是一個好的概念，但是如果你沒有對的飲食，卻只是在一天中可以吃東西的那 8 小時進食，你也可能因為過度飢餓而在那 8 小時吃進過多的東西。

最簡單的法則是：**不餓、就不用吃。**

(2)

一個有效戒斷「食物癮（food addiction）」的方式，就是乾斷食（dry fasting）（註5），或是我採用過「多醣肽」超級抗氧化植物酵素配合飲水的斷食。

我以前真的非常的喜歡吃蛋糕和甜點，在 2022 年時，我經過 4 天的軟性乾斷食（soft dry-fasting），不喝水、不進食，但可以洗澡或泡澡，就戒除了想吃甜食的癮。

事實上，糖已經被發現是非常難以擺脫上癮的食物之一（註6）。我個人不同意，只喝水的喝水斷食，詳情請參考書（註5的第三章 Chapter 3 Water Fasting）。另，2023 年我完成了七天的「多醣肽」超級抗氧化植物酵素的飲水斷食，以修復多年來氧化的細胞（每個人每年都免不了會有很多細胞氧化）。

總之，你要自己研究，很清楚地知道你要用什麼方法斷食、目的是什麼，而且也不用勉強自己硬撐，漸進式量力而為，自己的身體自己最清楚。

(3)

中文版參考書：威廉・戴維斯（2022）「小麥完全真相：最受歡迎的美味不只讓你胖，還潛藏糖尿病、心臟病、慢性發炎、致癌的風險」

（英文版：Dr William Davis, 2021. *Wheat Belly Total Health*. HarperCollins Publisher: London.）

(4)

我經常的自備機艙飲食：第一餐有肉和蔬菜的炒飯（放在便當盒裡）、六顆白煮蛋（其中四個當作第二餐的一部分，另外兩個當作點心），還有用電鍋蒸的或烤箱烤的地瓜，當作第二餐。

(5)

英文參考書：

Dunning, A. 2020. *The Phoenix Protocol Dry Fasting for Rapid Healing and Radical Life Extension: Functional Immortality*.

(6)

英文研究期刊論文：

Nicole M. Avena, N.M., Rada P., Hoebel, B.G. 2008. Evidence for sugar addiction: Behavioral and neurochemical effects of intermittent, excessive sugar intake. *Neuroscience & Biobehavioral Reviews*, 32（1）: 20-39.

評論一
夏綠蒂‧帕瑪
Charlotte Palmer

食療專家
二十年以上從業經驗
「眞實健康論壇」（True Health Talks）創辦人

英國‧倫敦

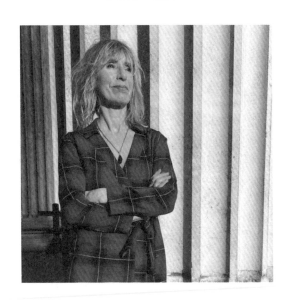

當我第一次遇見韓宜博士的時候，她對飲食的認識，就像許許多多被強大的食品產業所教育消費者的一樣，灌輸了不是真的為了他們好的種種「知識」。

雖然韓博士有很好的高教育學術背景，但是她因為身處於匱乏的主流知識系統，所提供那些真實的飲食知識和選擇，缺乏完整而正確的資訊，讓她無法控制她的體重。

藉由我和保羅·薛令，提供給韓博士以實證為基礎的飲食生活指南，即使和當代主流狹隘的「科學」學術研究有所違背，我們都知道可以幫助韓博士。我們親眼見證了一年多短短的時間，韓博士的蛻變：她減去了過多的體重，並且改善了她的健康，建立適當的體態。本書就是她分享親身經歷，這短短時間內，整個改變蛻變（transform）的過程。

我們每個人都有不同的身體代謝型態，但是大部分的我們，都是吃著不適合我們的食物。這些不適合我們的食物，都是在當代食品產業中，逐漸引入我們生活的。據統計，至少有 80%以上在超市販賣的食物，在百年前從來不存在於人類的飲食中，我們人類的祖先主要是靠油脂燃燒代謝，而不是靠精緻、修正、人為改變過的加工食品生存。

綜觀人類歷史，包括 20 世紀以後，都經常有食物和營養不足的重大挑戰。為了解決這些挑戰，各國政府盡可能地找尋、鼓勵各種用便宜方式生產和銷售食物的方法，特別是高澱粉類的碳水化合物商品，以及在貨架上有穩定保存期

限的加工食品。這樣的政策走向，造成了全世界肥胖以及
許多慢性病的大流行，到處充斥不可思議的廉價、有害健
康的食品，造成西方世界許多從農業生產端著手，促進更
多以便宜和大量生產的穀類食品，造成人類健康的嚴重破
壞。精緻加工食品，現在已經是我們飲食裡面的普遍食物
來源。

誠如班特公司總裁，山度・傑克森表示：「許多國家已經
非常地明顯在人類飲食上面，製造了無法避免的慢性疾
病，而政府完全沒有任何預防阻止的對策。」

人體天生的消化代謝，無法去適應當代想要試圖用這些現
代工業大量製造食品，取代傳統幾百代人類祖先的飲食方
式的。這些全世界食品製造的趨勢，以及大量的錯誤資訊
誤導，只是爲了能夠讓業界賺取更多的利潤，而不是爲了
人們的健康。「代謝症候群」已經是全世界的人類，面臨
到愈來愈嚴峻的健康問題。

過去超過 20 年以來，我治療過上百例「代謝症候群」的個
案，並且幫助支持他們能夠反轉他們的健康惡化的問題。
舉例而言，身體發炎、體重過重或過輕、甲狀腺問題、腸
胃道問題、心臟問題等等，都可以透過回歸到符合人類千
百年以來的傳統飲食方式，而得到明顯的改善。

減重需要有一個正確的心態，並且要能夠堅持、投入一個
好的飲食計劃。最佳的健康飲食方式，就是回去檢視這幾
百年來，你的祖先們是吃什麼？盡可能地讓你的飲食和他
們接近，就是以動物和許多天然的食物爲主。

請找到一個眞正可以帶領你，讓你健康的專家，而不是聽信源自於食品產業的說辭。他們往往透過各種媒體、專家、學者，甚至影響政府的政策，來支持他們的獲利，而不是投資你我的健康。

When I first met Dr Han her ideas about food were like many people given by the powerful food industry and not in her own interests. Despite her academic background Dr Han had weight issues that she could not have control over, due to poor dietary choices. Paul Sherring and I offered evidence-based lifestyle guidance that went against the grain and the current narrative, but we knew it would help. We watched the transformation of Dr Han over a period of months as she shed the pounds and improved her health and fitness. This book is about her journey to her transformed self.

We all have different metabolic types but most of us are eating foods that either don't suit us or are newly introduced into the human diet. 80% of foods in our supermarkets didn't exist a hundred years ago nor were found in the human diet. Our ancient ancestors had predominantly fat burning metabolisms and we were not hard wired to thrive on refined, modified and processed foods.

For most of human history including much of the 20th Century, insufficient food was the greatest nutritional challenge. To tackle this, governments sought to stimulate the production and distribution of as much inexpensive food as possible, in particular starchy high carbohydrate staple commodities and their shelf stable processed products. At the time a global pandemic of obesity and chronic diseases from the widespread availability of inexpensive unhealthy food was inconceivable. Due to a rise in agriculture the cheap and abundant availability of grains has seeped its way into the modern Western diet wreaking havoc in the populations' health. Processed foods are now commonplace in our diets.

"The nation is literally eating itself into a state of avoidable chronic disease and the government has no policy on prevention." BANT CEO Satu Jackson.

Humans were not designed to metabolise these modern replacements for our ancestral food; the only people they benefit are the food industry. Metabolic syndrome is a rising global health problem due to these global food trends and misinformation is driven purely by profits not for the sake of human health.

Over the past 20 years I have worked with hundreds of cases of metabolic syndrome and helped and supported many to reverse their conditions:

Inflammation, weight issues, thyroid, gut, and heart issues…. for example can all be helped significantly with an ancestrally aligned diet.

Weight loss needs to start with the right mental attitude underpinned with commitment and a good diet plan. The best way to eat healthily is to go back to what your ancestors were eating a few centuries ago. Be as close to that diet as you can.

When people ate all of the animal fats and food was in its most natural form.

Seek an expert to guide you through the process and don't believe those 'food industry messages' who prioritise profit over integrity and have no investment in your health.

Many government food authorities and advisory bodies are not fit for purpose and only benefit the food industry this is a great part of the problem and not part of the solution.

評論二
陳淑眞

始亦眞永續有限公司　創辦人
台灣健康產業協會　健康管理師

台灣・高雄

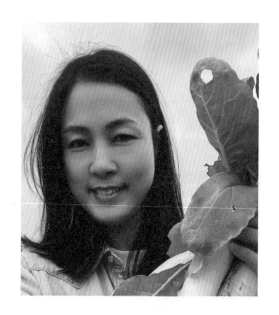

在六週的線上課程的學生裡，應該只有我曾經親眼見證到韓宜博士的體重在最高峰的時期。她告訴我說她最後減重下來，不是靠計算卡洛里（節食）、吃減肥藥、抽脂手術等方法，而是吃「對」食物，再加上少量的運動（不包括她體重穩定後，才開進行的重量訓練），她把體重減了近20公斤下來，而且她整個人也變得更健康！

韓博士說，她「懶得」一一分享給每一個像我一樣想請教她的親朋好友，所以她用她的教學專業，把這套她的減重食療經歷，系統化為課程。因此，讓我對她要分享的線上六週課程，產生興趣，我決定拿自己做實驗，給自己一個可以變更健康的機會。

我真正感興趣的，並不是減重，我的體重預計再減 2-3 公斤，就算是很標準了，但長期我一直有脹氣及胃食道逆流的問題，我試過各種方法、看過中醫和西醫，都沒有辦法有明顯的改善。課程進行兩週後，我發現長年困擾我的問題，不藥而癒！

這六週線上課程最大的改變，就是讓我戒掉了我最愛的麻醬麵，及其他麵粉類的食物，幾乎可以禁就禁（盡量往100%的理想靠近）。六週下來，我發現自己的身體最直接的反應就是脹氣問題改善了，且胃食道逆流的症狀也幾乎沒有再發生。讓我驚覺到，原來小麥就是我的身體不需要的東西！不吃小麥類食品以後，那些問題就不藥而癒。

完成課程後，我了解到可以用許多米食來取代小麥麵條，如板條、米苔目、米粉（純米製作的）、綠豆做的冬粉，

然後我用蘿蔔糕、肉粽，和肉丸，來取代以前常吃的蔥油餅、煎餃，和水餃。

另外，線上六週課程學到最重要的，就是「只能」吃好的來源的油脂和蛋白質。我以前總是以為，用高單價的植物油來烹調都是對人體是好的，但現在了解到，只有穩定的飽和脂肪，如椰子油，才能拿來炒菜煮飯，而橄欖油及酪梨油等好的植物性的油，也不應該加熱，才能對健康有幫助。至於工業化的精製提煉許多其他的植物油，可能都要小心研究其加工提煉過程，以及加熱後對人體的影響，可能成為有害人體細胞的有毒物質。

課程和作業，讓我突然頓悟！我以前不明白，為什麼老一輩的人，像我阿公阿嬤那代，他們用豬油炒菜，卻比我們更容易保持健康到更老。相反地，我們生活在這麼「先進」的現代社會中，為什麼我們反而往往年紀輕輕三十出頭歲，就開始身體出現毛病。

現在，我在家裡有備有動物油及部分可使用的植物油，根據高低溫料理，交替使用。現在每天的早、晚兩餐都盡量自己準備，在家裡吃，減少外食吃到不好的油，外食裡面有很多隱藏版「理所當然」的佐料成分，都會對我們健康產生傷害。我為家人準備的早餐（圖 4.5），從原本常吃的土司、饅頭、蛋餅，改成自己做的菇類青菜炒蛋，有多出時間會再多加 2-3 片肉片。

非常簡單的原則：只吃那些會對我們身體產生正向影響（底線：不會傷害我們）的食物、食材，與配料、佐料。

我一定會繼續持續進行下去這趟轉變我生活態度（lifestyle）的旅程，讓身邊的人也可以看到我的改變，進而也影響他們來和我一起執行這個健康的吃法，一旦習慣就成爲自然了，身體的代謝自然而然地就會回到正常的狀態。最後感謝韓博士無私地分享她個人的蛻變旅程經歷，除了設計成課程之外，現在更透過這本書，期待將寶貴的資訊與經驗，分享給更多有需要的人。

圖 4.5 我爲家人準備的早餐：
無麥三明治、貝果、炒蛋、優格、水果、茶

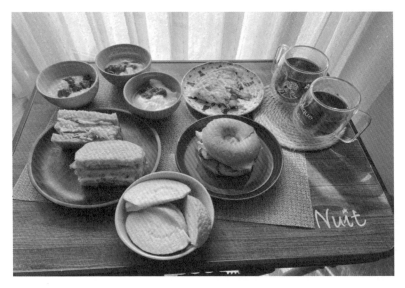

資料來源：陳淑眞

第五章
中醫訓練的整體觀

本章主要目的，是在建構一個對於我們身體的「整體觀點（holistic view）」。減重和肌力，必然地一定是整體身體健康的重要起始點。也就是說，通往整體健康的整合性的過程，才能建立與支持你理想的體重和肌力（圖 8.1）。

在台灣，很多人喜歡問是中醫比較好？還是西醫比較好？

西醫的對症療法是一個單方解，也就是一次只針對一個症狀，提出治療解方。另一方面，中醫則是複方治療邏輯，一次可以針對多種症狀，從源頭著手。
Western medicine (allopathic) is a singular-formula treating one symptomatic problem at a time, while Chinese medicine is a compound treating multiple symptoms at a time via the root cause.

這是一位擁有博士學位在知名波士頓藥廠，擔任研發主管的朋友，給我建立的觀念，讓我提出這樣非常簡單的解釋。

「中醫、西醫、巫醫沒有誰比較好，誰能治好病，就是好醫生」套句我朋友常說的話。從長期的健康觀點來看，自然療法，包括中醫，從源頭根本來找解方，西醫的對症療

法，則從表面的症狀緩解。如同我研究社會科學，西方的理論和東方的理論，有完全不同的源頭、邏輯、框架，各種門派的醫學主要治療目的與手段方法，當然不同，而且也無法比較。

我從小幾乎都是接受西醫治療的。我以前認為，中醫非常的不科學，我不相信這些所謂的古老江湖術士給我的感覺。中醫診所，通常都不在外表光鮮亮麗的建築物裡，而且很多看起來都非常的神祕，有一次我因為運動受傷，母親帶我去看一位她熟悉的中醫，我開玩笑說，他給我貼的藥膏是「狗皮膏藥」，因為他們看起來顏色很深，而且有一股中藥發出來的「怪味」。

一直到我 40 歲的時候，因為我父親生病，當時他在一間位在台北的「最先進」的西醫醫院裡治療，我因為研究父親的病情，請教不同的專家，發現我父親因為不只一個器官發生病變，以西醫單方的治療方式，終將導致我父親的死亡。

那位在波士頓藥廠工作的朋友，曾經糾正我對中醫藥的不正確觀念：
「相對於我們西藥的人體實驗，只有短短的幾年，妳怎麼能說經過幾千年人體實驗的中醫藥不科學呢？」
「任何你沒有辦法用現代科學證明的，並不代表它們不存在。」

西方醫藥的訓練，讓醫生一次只能針對一個問題，有效地解決，他們的所作所為並不是他們的問題，而是他們的訓

練的方法。就像當年我跟波士頓的這位朋友討論我父親的病例，他指出，西方醫藥，的確對多重病況的人，有先天方法論上的限制。

相對而言，中醫藥的邏輯，則是把人體看成一個整體。如果身體背部的下方疼痛，可能是身體其他部分錯位而造成的（註 1）。腎臟的問題，也可能與荷爾蒙的不均衡，或者性功能的問題有所相關。

我不是醫生，但我從國小到高中，參加過很多科學實驗競賽和科學展覽，包括物理實驗、化學實驗、生物實驗等等，我對最基本的實驗設計與進行的方法，非常清楚，也因此前後我兩次獲選爲科學資賦優異生，先後免試保送進入台北市立第一女子高級中學，和國立台灣大學物理系就讀。高中期間，我也曾經有兩年的時間，往返於國立清華大學超導體實驗中心，進行實驗。

在進行實驗室的科學實驗，一次只會探討一個變數對要觀察的變數可能產生的影響，而控制其他的可能變項，不要改變。

舉一個簡單易懂的例子：在我成立的「亞格農時尚社會企業」期間，我們進行許多茶方面的實驗。其中，如圖 5.1，茶的酸鹼度 pH 值實驗，當 pH 酸鹼值（紅色）是要探討的變數時，其他可能對酸鹼值會造成影響的變數，如藍色的項目，就要控制不變，包括泡茶的溫度、泡茶的時間、茶樹的種類，來探討同一種茶葉在不同的發酵程度時（烏龍茶、紅茶、綠茶），會對酸鹼度產生什麼不同。如此，我

們才能夠觀察，同一種茶樹所製成的烏龍茶、紅茶、綠茶，它們的酸鹼質，那個 pH 值比較高偏鹼性？那個 pH 值比較低偏酸性，才能得到本實驗的結論。換句話說，我們不可以用不同種的茶樹，來做烏龍茶、紅茶、綠茶的酸鹼度的探討，也不可以針對烏龍茶、紅茶、綠茶而以不同的沖茶浸泡時間或溫度，來進行實驗（即使在實驗室外，實際教導客人如何沖泡烏龍茶、紅茶、綠茶，應該最適合各種不同茶的溫度和泡茶時間）。實驗室的規則和我們日常生活是完全不同的，實驗室的結果，也很難作一般化推論（generalisation）到所有其他樹種的烏龍茶、紅茶，或綠茶上，也不能推論到以不同溫度沖泡的冷泡茶上。

圖 5.1：實驗設計：以測試茶的酸鹼度為例

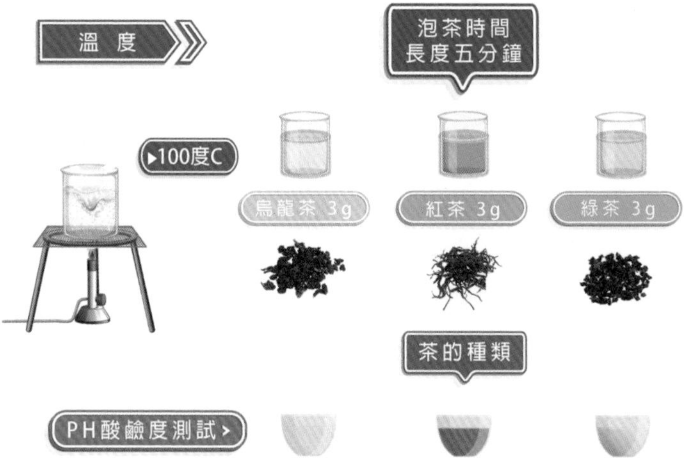

繪圖：宋淑莉

從我早期科學實驗的紮實訓練，加上日後我在社會科學領域的博士訓練，有關田野實證研究的方法論研究專業，後來都成為幫助我，能夠在這趟蛻變的旅程中，廣泛涉獵與研究有關營養、食物、傳統醫藥與治療、西方生化及醫藥等，相關研究文獻的研讀與歸納整理。

所謂的現代「科學研究」離我們的人體實在相差甚鉅，這些嚴謹的科學研究都必須立基在廣大範疇的假設，和變數的控制上，以及能夠觀測與實驗所需要研究的主要變數。**所有的學術研究與發表，都會告訴讀者，該研究是基於那些假設、用什麼研究方法、該研究的發現，與研究限制（邊界條件）。**

我們無法只看一篇研究論文的結論，就拿來應用到現實世界中，這是一個非常大的錯誤！

然而，這樣錯誤的片面解讀一篇嚴謹的學術研究，經常充斥在我們生活中，透過大眾們所信賴的權威人士、政府單位、產業界名人，甚至學術名嘴，這些絕大部分的過分解讀原本的研究論文，產生誤導資訊，卻常常因為是產官學的利益，或者是我們看不到的財務考量，所交織而成的現實環境。

每天來自親朋好友、社群媒體、報章雜誌上，充斥著各種各樣的所謂專業人士的建議，「某醫生說」、「某營養師說」、「某政府單位說」……例如，某醫生發現某種飲食方式是導致癌症的原因等等。

我們現代人習慣於直接取得這些專家學者權威們的意見，而沒有進一步自我檢視驗證，我們依賴媒體和政府，直接把資訊「餵」給我們，這已經是一個全世界的普遍現象。因為架構在農業與食品等相關產業與經濟的發展上，而無須在乎人體健康與真實世界的複雜運作方式。

有許許多多看了讓人不知所措的資訊，例如最近逐漸引起國內外關注討論的：我們一般人普遍認知到非常多主流健康專家們指出，飽和脂肪，如動物脂肪，是導致心血管疾病，甚至發生心肌梗塞的主因。

這樣的論點，起源於 1950 年代，安鎖替斯博士（Dr. Ancel Keys）所提出，飽和脂肪導致心血管疾病的學術發表。他的研究是基於他知名的多國歸納研究，然後他選擇一個支持他的假說的理論。事實上，在當時也有營養學的研究指出，糖，而非脂肪，才是心血管疾病的元凶，而安博士的研究範疇中，並沒加以考慮（請記得，科學研究本來就有假設、方法、限制），但安博士的論文，就是帶來後面超過半個世紀以來，全世界對食物的迷思。

幾十年以來，我們都一直問：到底是什麼造成體重上升？

很多公眾媒體告訴我們，是因為吃了過多的卡洛里熱量，以及太多的動物性的脂肪。如果真是如此，為何我們還一直不斷地面對到只有愈來愈惡化、愈來愈普遍的「代謝症候群」，不斷敲響全世界健康危機的警鐘？

又例如，最近社群媒體廣為流傳其中一則消息：

「最近有研究發現，維他命 C 和維他命 K，其實是導致癌細胞生長的元凶。」

眞的嗎？

像這樣的流傳的報導，我一定會回去找這個資訊的源頭：

1. 到底是誰說的？

2. 有任何原始的研究論文發表來支持這樣的論述嗎？

3. 如果有，那就回去找到原本的這篇學術論文來閱讀，了解原本的論文是怎麼寫的？用什麼研究方法？控制了那些變數？又有那些研究的限制呢？

只有當上列的 1、2、3 都做到了，我們才能夠眞正了解到原本實驗的研究發現，應該如何運用到現實世界的案例中，這就是我們接受社會科學或自然科學博士研究訓練，遵循的的研究設計、研究方法（包含樣本）、研究發現、研究意涵、與研究限制等嚴謹的學術研究過程與架構。

要將這些嚴謹的研究，應用到實際複雜的社會與眞實世界裡，不論是只運用在個人的範圍，還是廣大集體的社會群眾，這麼多不同的層次，要從一篇科學研究發表中來延伸，任何像我一樣有博士訓練背景的人，在對外傳播這些資訊或是應用這些資訊之前，都會格外小心謹愼的去檢視。

人體是一個複雜的生物系統，透過全面、整體的觀點，任何個人，不是只是單獨生存在這個世界上，而且是與其他周遭的人、各種動物、植物等等整體的環境共存（註2），這就是許多中醫討論到的，人體的「小宇宙」生存在「大宇宙」的環境中。

我想要借用「複雜理論（Complex Theory）」。*Handbook of Research Methods in Complex Science*，我邀請這本書的共同編著克里斯托佛・戴（Christopher Day）先生，來為我當時在逢甲教授的MBA學生演講，戴先生告訴我們，他所觀察到世界各國的動態複雜關係與脈絡，他還要求在場的學生到教室外面，來實地體驗這個「複雜理論」的動態改變過程。

這種牽一髮動全身的複雜動態過程，不僅存在於世界各國的政經環境中，更可以實地描繪出中醫整體、動態、均衡的複雜人體觀點：只要有些微的移動，原本的均衡狀態就會被打破，而必須讓其他所有的點，都要開始移動，一直移動到達成新的均衡狀態。戴先生的課堂演講與演示，就是「牽一髮動全身」的具象描繪。

人體實在是非常地複雜，但卻也非常地簡單：

均衡（balance）！

換句話說，任何不均衡的狀況，就會產生問題（註3）。

不同於西醫在單一變數的實驗，中醫將人體視爲一個「小宇宙」的整體觀，而且只是我們周圍不同層次，很多更「大宇宙」的一部分。

因此，我們日常生活中，常見到有許多**片面的作法，造成了（整個身體）混淆**。例如：

「我每天早上都喝一小瓶薑汁，我覺得對我很健康」。
正確：薑，本身是好的食材，而且在中藥複方裡還常常當作藥飲。
危險：薑，本身是熱性的食物，如果你的體質屬寒，或許可以產生平衡作用，但如果你的體質屬熱，就可能造成更不均衡的危險。

「我的西醫跟我說，綠茶對我的父親抗癌是最好的。」
正確：一般來說，綠茶有好的抗氧化成分，所以是好的，但是要對癌症病患產生效果，可能需要用到更高濃縮的綠茶產品（註4）。
危險：對於任何飲用綠茶的人來說，未經醱酵的綠茶都是一個涼性的飲品，通常癌症的病人已經身體虛弱了，或許完全醱酵的紅茶，從中醫的觀點更能夠補氣跟暖身，而好的紅茶，也仍然有相當不錯的抗氧化成分（註5）。

在不考慮個別身體狀況下，很多天然的食材，都含有對人體健康有益的物質，但是如果只是以爲好的**具有藥性的食材**，就會對自己的健康有助益，而不考慮到是否符合自己的身體狀況，仍然是有可能產生意想不到的（好的、壞

的、中性的）交互作用。（「神農嚐百草」華人都不陌生，中草藥也都取自天然食材，可以治病，誤用也可以加重病情，不要以為是天然的，就可以自己東吃、西吃、亂吃。）

然而最佳的策略，就是自己依照實驗室基本的法則，來實驗觀察自己增加攝取某一單一的食材，當作變數，而維持其他日常飲食不要做太大的改變。這樣你就可以做自己的研究，假以時日，慢慢了解到，如何讓自己整體身體能夠達到均衡的好食材。

（提醒：具有「藥性」的食材，要格外注意）

我曾經在「中華自然療法世界總會」進修耳穴理療的訓練與初級認證（圖 5.2）。我們的耳朵，就是反應我們全身的健康狀況，可以透過觀察一個人的耳朵，來判斷其身體各部位的問題或健康狀況。這個課程，讓我更加了解到，人體是如何運行的「小宇宙」，而耳朵是一個更小的宇宙，可以反映我們人體的全身，從耳朵的觀察就可以了解一個人是否健康、身體那些部分可能有問題、或甚至是預先知道即將可能會有問題。

圖 5.2 耳穴理療認證課程：
與講師李醫師（左）和中華自然療法世界總會施理事長（右）合影

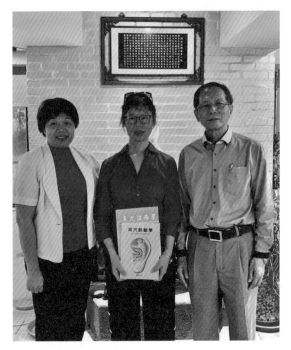

資料來源：韓宜博士

不是我在說笑，如果你不想要透露自己的健康，給更多的人知道，那請不要在你的社群媒體上，放那些可以讓別人看到你耳朵的照片。拿到證書以後，當我在看電影的時候，我會特別注意許多男性電影明星的耳朵，然後跟我的家人說，他們是否健康，還是那個身體部位可能有問題。

我也要求我的家人朋友們，提供他們的耳朵，讓讓我觀察練習，這就是所謂中醫「望、聞、問、切」的第一步。也

就是看他們的耳朵，就可以了解他們的狀況，並且針對可能的疑點來詢問他們，是否有感到不舒服，然後透過他們的肯定或否定，得到進一步的資訊。**這是一個不斷透過觀察、假設、求證的演進、修正、循環過程，日積月累，就可以慢慢建立自己的見解。**

當我練習超過 50 個案例時，我明顯地發現比當時只有坐在課堂上聽講，進步很多。日後，我跟著我的老師李文玉醫師辦理的義診活動，一天的義診中，我可以觀察到好幾百個人的耳朵，再與老師討論，這真是一個非常好的師徒制練習與進步過程。

其中有次非常印象深刻的經驗，我幫我的家人看耳朵，然後問她是不是有某些方面的問題。起初我的家人否認，但過了兩天以後，她告訴我說，我講的是對的。後來我向李醫師請教，了解到如何辨別耳朵的訊息，是透露最新發生的問題，而當事人還沒有感覺到，還是過去已經發生比較久的老問題。

兩年後，我有機會跟隨一位非常資深的中醫師，林銘振醫師，他利用假日時間，特別傳承講解深奧的脈學，並教導把脈。林醫師多年來的脈學理論與實務見解，已經超越人體的本身，因為脈搏就是一種能量，在人體裡反映的是人體的狀況，同時也受到外在的「大宇宙」環境，而產生能量交互作用的影響。

所有的能量，無論是近或遠、強或弱，自然的或人為的，都會互相影響。

這些能量的影響，會直接對我們的人體器官、氣血循環，以及心理層級，造成影響。曾經有位病人告訴醫師，說他很多天沒有辦法睡覺，因為他晚上都會聽到類似海浪的聲音，經過醫師把脈之後告訴這位病人，聽到這些聲音很正常，因為在西藏義診的時候，很多高僧師傅都常常有類似的經驗，病人就放心了，其實這也是一種「安慰劑效應（placebo effect）」吧。

脈搏也是另外一個可以從整體觀點，來透露身體狀況的訊息。中醫所謂的「切」，就是要觸摸到身體，得到更多的訊息，而脈搏可以告訴醫師們非常豐富的資訊。從林醫師教導他所研究與領悟的「五段脈診」，可以從不同深度的脈搏所透露人體的訊息，配合其他的望、聞、問、切，甚至不要排斥用像是最簡單的血壓計等儀器輔助。例如，最淺的脈搏可以發現人體可能是屬寒，但是最深的脈搏卻顯示某器官屬熱，這就說明了人體是非常簡單，但是也非常的複雜：

人體很簡單，因為任何的「不均衡」遲早會產生問題。

人體很複雜，因為一個生病的人，有可能同時在身體不同的器官之間過熱和過冷。

然而，這些道理並不難理解：
如果身體有某一個部分堵塞了，那一定有某部分的身體區域會比其他部位更過熱，或虛寒，所以中醫的整體觀，無法採取西醫藥裡面，一個單方解，適用於任何有相同外顯

症狀的人體，因爲這些人可能都有不同寒熱等細微部位的身體狀況。

（再次提醒，就像西方的宗教與東方的村里家族，在社會脈絡的發展上，完全不同，中醫藥與西醫藥的起源、方法論、原理等發展脈絡，應用原理也完全不同，如同蘋果和橘子的道理一樣，無法比較。）

這是一個幾千年來中醫藥了解處理人體狀況的重要「整體觀點」。幾千年來中醫的代代相傳、家傳、師徒制度裡，類似「久病成良醫」的反覆練習辯證，並不是讀某一個課程的證書或學位，可以成就一位良醫。從反覆觀察個案，「望聞問切」的練習辯證中，透過每一個不同的案例（即使是同一個人，也會隨著時間，身體和病情會轉變），精進成爲專業的人。這也是很多中醫世家，傳承千年百代的方法。

註釋：

(1)
除了中醫以外，後來我在西方的整骨醫學（osteopathy）上，以及很多其他國家的傳統醫藥治療上，都發現有類似的「整體觀點」。

(2)
即將出版的書：《量子能量：從物理到管理（*Quantum Energy: Physics and Beyond*）》

(3)
請參考許多流傳數千年的華人經典：《易經》、《黃帝內經》、張仲景的《傷寒論》等等。

(4)
請參考食療網站（食療：當西方與東方相遇）專家部落格文章：高濃縮綠茶與血液循環（High Concentration Green Tea for Blood Circulation）。

(5)
有些茶樹，例如我成立支持的「福爾摩沙農場」高品質的茶裡面，紅玉製作的全醱酵紅茶，經實驗證實，甚至比綠茶都含有更高的抗氧化成分（圖 5.3）。

圖 5.3 茶葉抗氧化實驗結果

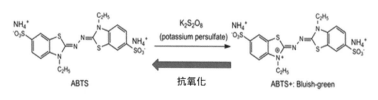

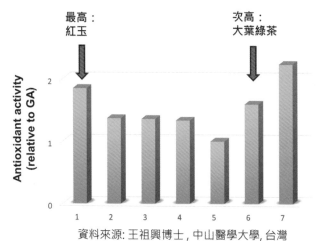

資料來源: 王祖興博士, 中山醫學大學, 台灣

Note:
Scavenging effect of tea infusion on ABTS radicals

#1 = 『福爾摩沙農場』日月潭紅玉（台茶18號）
#2 = 『福爾摩沙農場』日月潭紅韻（台茶21號）
#3 = 『福爾摩沙農場』日月潭台灣原生山茶（紫芽）
#4 = 『福爾摩沙農場』鹿野紅烏龍（青心烏龍）
#5 = 『福爾摩沙農場』阿里山高山烏龍（青心烏龍）
#6 = 『福爾摩沙農場』瑞穗大葉綠茶（大葉烏龍）

#7 = 測試標準抗氧化物 (6 mM ascorbic acid, 1.5 mL)

資料來源：Formosan Farms 部落格文章
「茶葉的抗氧化成分（*Antioxidants in Teas*）」的圖 1

評論
李文玉 醫師

中華民國女中醫師協會 副理事長
來佑安中醫診所 院長

台灣・台中

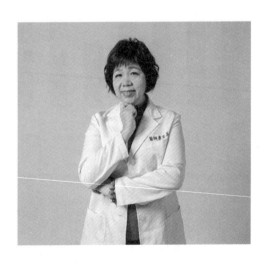

韓宜博士是一位才女，天賦聰穎又謙虛好學的學生。

我們是我在中華自然療法世界總會演講「小小耳朵 大大世界」相識。

演講之後，中華自然療法世界總會施自在理事長安排我進一步教授耳穴理療課程，韓博士也在報名學員之列，我發現她非常認真且用功學習，不僅課前會預習課本，課後也會複習與實際練習。日後，只要我有義診，她都會特別撥出時間，跟著義診團隊實地觀摩學習。

雖然只有取得初階耳穴理療課程培訓與認證，韓博士幫她在逢甲大學同事，使用我們上課教授的非侵入式的耳穴磁珠貼片（圖 5.4），改善她同事們身體的不適，她的分析精準，同事們在她的練習下，改善的狀況也都非常好。

耳穴診斷與療法以中醫的經絡理論來說，屬於「生物全息律」的理論，亦即生物體的某局部，便能反映整個生物體的訊息，與大家普遍聽過的腳底反射區類似。

耳朵上有許多穴位，中醫的耳穴圖即是全身的縮影，全身任何部位都能在耳朵上找到，所謂的反射對應點。耳穴在耳廓的分布有一定規律，一般來說耳廓好像一個倒置的胎兒，頭部朝下，臀部朝上。

中醫耳穴治療是在耳廓上貼耳珠或針灸進行刺激穴位，成為有效治療疾病或改善身體不適的一種方法。耳穴在中醫臨床上，對治療失眠、多夢、暈車、耳鳴、腸胃消化道、

氣管、肥胖症、戒斷綜合症和各種疼痛性疾病等有一定療效，而且簡單易行，無副作用。

使用非侵入式的耳穴磁珠貼片作為耳穴治療的手段，效果好而且可以持久。除了隨身攜帶方便，更因為可以不用一直留在醫院診間，通常我都會請我的病人貼三天甚至到七天後再撕下，比起使用侵入式的針灸方式，效果可以更持久。

我在耳穴診療上的實際案例很多，以下三個案例特別讓病患和我都覺得非常神奇：

1. 義診坐在椅子上的印度人，患有先天性腦性麻痺（CP），貼完耳穴按摩當下雙手手掌能放鬆。
2. 義診馬來西亞人，因患有鼻咽癌造成左眼無法睜開，貼完耳穴，並且加以按摩，當下眼睛睜開。
3. 我經常會提到這個案例，是我曾經在前往紐約義診的團隊朋友，其中一位台灣朋友在旅途時中風，我在紐約為他貼耳穴，馬上改善緊急狀況，朋友在紐約當地並沒有去醫院就診，並且後來能順利回來台灣，西醫診斷為腦幹出血。

耳穴診斷與治療可以算是最簡單而且最安全的中醫傳統療法，在非必要的情況下，並不一定非要使用針灸的針刺去改善疾病的狀況。

我的學生～韓宜博士，青出於藍勝於藍，將耳穴療法發揚光大。

圖 5.4 耳穴診斷與治療指南與非侵入的耳穴磁珠貼片

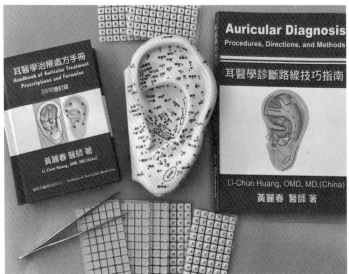

資料來源：韓宜博士

第六章
最簡單的運動：拍打功

我以前總是覺得，氣功是老人的運動。我錯了！

身體透過氣功緩慢的運行，並不代表它是一種比快速動作來得簡單的運動。事實上，氣功的緩慢運行，需要有更多穩定的肌力，去在某一個特定姿勢上面停留更久的時間，再配合吸氣吐納，日積月累長期地練習，氣功可以幫助建立高度穩定的肌肉抗性。

我開始接觸氣功，很汗顏的是一位英國老外朋友教我的「氣功八段錦」。身為華人，居然在老外面前不懂得氣功，也沒有練習過，因此我打定主意，每天早上花二十分鐘左右的時間，依樣畫葫蘆練習。當然，一開始真的只是「純運動」，沒什麼「氣」的感覺，倒是開始時覺得這些八段錦動作，其實有些還很費力的。

不論我在台灣還是在英國，城市或是鄉下，我真的每天都照表操課（圖 6.1），一年後，我真的開始慢慢感受到傳說中的「氣」，每天做「氣功八段錦」時，可以感受到身體裡面有一股氣在流動，從很不明顯的局部，慢慢到全身，而且各段動作也不再費力了。在此階段，讓我真正理解到古老智慧的氣功，看似緩慢，實際上非常有力量、緩慢而持續性的動作，當然特別適合中老年人，與那些容易產生

運動傷害的快速劇烈的運動相比，**氣功更具普遍性、安全性，持久性**（可對照第七章有關班傑明‧布朗克醫師的評論）。

圖 6.1 每天早上花二十分鐘做「氣功八段錦」

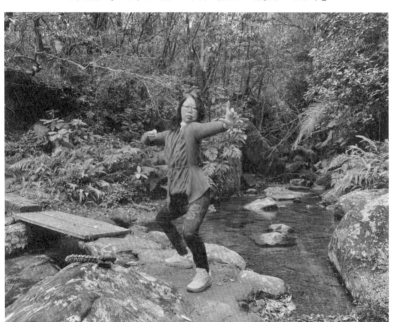

資料來源：韓宜博士

「氣」已經為東西方普遍認知的一種體內能量的流動，相對於血液在血管中循環，同樣對人體的功能與生命維持，其重要性相當。楊博士（Dr. Yang Jwing-ming）在他的英文書裡指出，氣比較接近從近代西方醫學的觀點下，所觀察到人體內的生物電流（bioelectricity）、生命能量（註1）。

泰勒（Tyler）學者也在 2017 年的研究，探討到人體對受傷的部位，是透過產生生物電流的方式進行自我療癒（註2）。每天早上做氣功，的確幫助我的身體（不是只有我的頭腦）清醒過來，感受到生物電流接通的舒暢。

對於前面半世紀都住在亞熱帶的台灣人來說，英國真的是太冷了！

我於 2019 年搬到英國以後，除了「氣功八段錦」以外，我更加上拍打功，從真正醒來，到接著讓我的身體溫暖起來，拍打功成為氣功的加強版！在西方人對東方武術的認識中，拍打功相當於練武前讓身體達到「準備好（conditioning）」的狀態（比較白話的解釋是，讓身體達到可以有力攻擊和挨打的狀態），也就是肌力的抗性，加上氣血的循環修復功能。

我的拍打功老師是台灣的賴美蓉老師。她透過拍打功的教學，幫助很多人能夠有效的自我療癒，包括失眠、消化的問題、女性經痛、頭痛、憂鬱、肌肉酸痛等等。拍打功可以用手，或是各種工具進行身體各部位的拍打，力道自己需要能控制如宜，以自己可以接受的程度為準，力道輕可以猶如蜻蜓點水，力道重則會產生疼痛甚至瘀青（所謂「出痧」）。

在華人的世界裡，有各式各樣的拍打功工具，最常見的是塑膠、木頭或是竹子材質的棒狀工具，市面上或許直接稱為「拍打棒」。不論用手或是好用的拍打棒，最有效的是循序按照全身經絡與氣運行的軌跡拍打（註 3），有些重

要部位不建議拍打，以免產受傷。華人的氣功武術高人雲集，純粹只是把拍打功當作運動的我，就不在此吹牛。

簡言之，透過拍打產生的身體的震動與律動（圖 6.2），不但能因為**促進全身氣血流動而產生立即性的能量，而且也可以有助打通身體不通暢的氣結。**

圖 6.2 易學易練的拍打功運動

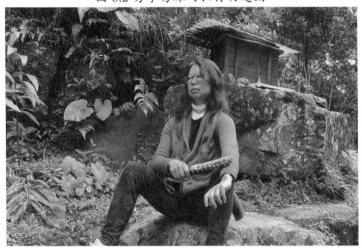

資料來源：韓宜博士

華人流傳千年的氣功，其實背後的道理很簡單：
通則不痛、通則不病。

反之，如果不通，身體有地方堵塞了，就會痛。透過簡單的拍打功運動，可以很有效地緩解，甚至排除不通暢的地方。

我推薦拍打功給我在台灣的許多朋友，還有我的家人，因為拍打功真的是一個很簡單的運動，而且立即可以感受到效果。以我母親為例，我教她拍打功以後，這兩年來她幾乎每天做拍打功。我母親自年幼就有行動不便的問題，造成她很難找到一個合適的運動，可以經常地進行。兩年多前，她因為長期行動不便，造成某隻腿的膝關節過度受力磨損疼痛，經醫師診斷後，建議他開刀換人工關節。

後來我教我母親在拍打的時候，特別加強以拍打棒按摩膝蓋骨周邊她最疼痛的區域，解開那些經絡穴位的「不通」，忍耐幾天拍打功帶來的疼痛，換來後面的疼痛緩解。我母親照做了，逐漸改善了她的疼痛，她也因此不想去開刀換人工關節了。

我母親的案例呈現了一個從拍打功帶出的「矛盾點」：
通常身體愈疼痛的地方，一般人愈不想去碰，人之常情。（不包括外傷或骨骼錯位等）

拍打功的原理則正好相反，愈痛的地方愈要去碰。（不包括外傷或骨骼錯位等）

愈痛的地方愈有問題，愈需要拍打去解開不通的痛點。
「長痛不如短痛」，透過拍打的痛，想辦法度過當下拍打的短痛，過了幾天後，你會驚奇地發現居然不再那麼地痛了。這個已經有很多英國人見證，包括第七章將談到的世界健美冠軍伊恩・道（Ian Dowe），都是透過拍打功有效改善疼痛的問題，為這個華人千年的老智慧感到驚嘆！

但在此提醒，除非你是有經驗的拍打功治療師，如果只是把拍打功當作一個自我療癒的運動，請千萬不要幫任何其他人拍打，以免造成無可彌補的傷害。自己拍打，最清楚自己能夠忍受疼痛的程度，同時也不要求好心切，沒有必要故意想要拍到自己對疼痛已經無法忍受的程度。

英國在新冠疫情期間前後多次封城，大家關在家裡久了，缺乏運動，我在 2021 年和 2022 年分別申請了英國地方政府的補助經費「艾賽斯克動起來（Active Essex Programme）」，在我住家附近英國艾賽斯克郡（Essex）當地的銀髮中心，開設拍打功課程（圖 6.3）。

拍打功簡單、易學、易自行操作，但是很多人從未聽說過。銀髮中心的氣功太極課程老師說，他去中國學的太極氣功，知道拍打功，但是從來沒有聽過有人開拍打功的課程。我個人認為，或許就是因為拍打功太簡單易學，又可以在家裡或任何地方進行，那誰還會願意付錢去上拍打功的課程？

圖 6.3 在銀髮中心進行獲得政府獎助的拍打功課程
英格蘭‧艾賽斯克郡（Essex）

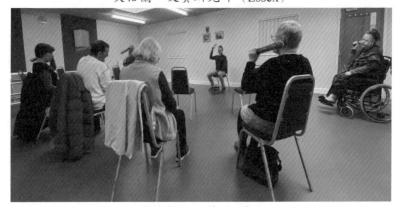

資料來源：韓宜博士

在艾賽斯克郡銀髮中心的拍打功課程，因為能夠讓課堂學員立即感受到能量，並且舒緩他們原本大大小小的病痛，健康促進的具體有效幫助，讓拍打功課程在學員們的家人朋友間傳開，口碑效應在開課期間，讓愈來愈多人來上課，甚至收到親筆寫的感謝函（圖 6.4）。

即使有些學員已經自己在家練習，不用經常在寒冷的冬天前來上課，但是幾乎每一個參與過的學員都有立即的收穫，而且可以看到當他們重複出現時，臉上更有光彩（循環變好）、肌肉更有能量，不論身體有什麼病痛或是身障，與其到醫院等待漫長的排隊，透過拍打自我療癒都已經能明顯地改善，讓很多學員驚嘆不已。

我們很感謝地方政府提供的補助獎金，成為拍打功能在英國埋下種子的助力。也因為太多學員許許多多的正面回饋

與感謝（註 4），延續課程的精神，於是我成立了拍打功英文網站（Pai Da Gong Free Body Energy），分享更多訊息，同時也透過網站讓這顆在西方土地上的種子傳播出去，讓更多有需要的非華人，有機會接觸到這個平易近人的寶物。

練習拍打功，你的年紀和你的身體狀態一點都不是問題。拍打功透過有規律的震動和敲打的動作，總是能夠幫助身體裡的氣和能量流動循環，透過促進氣血循環可以提升整個身體的能量狀態。

拍打功奠定了我另外一個通往健康生活方式的里程碑，而且讓我總是非常興奮地與更多人分享，就像那些曾經是學員的老外們一樣，主動把拍打功的簡單和效果，分享給身體痠痛，缺乏能量，甚至有病痛的人。就如同我的母親，可以有效地透過經常拍打達到某種程度的自我療癒。

對於健康和有在運動的人而言，我發現拍打功可以幫助提升肌肉的抗性。當我終於有機會進到健身房後（詳見第七章），拍打功絕對能夠幫我在重量訓練後快速恢復，並且可以更快速地在健身運動上看到顯著的進步。

圖 6.4 拍打功課程學員的親筆感謝函

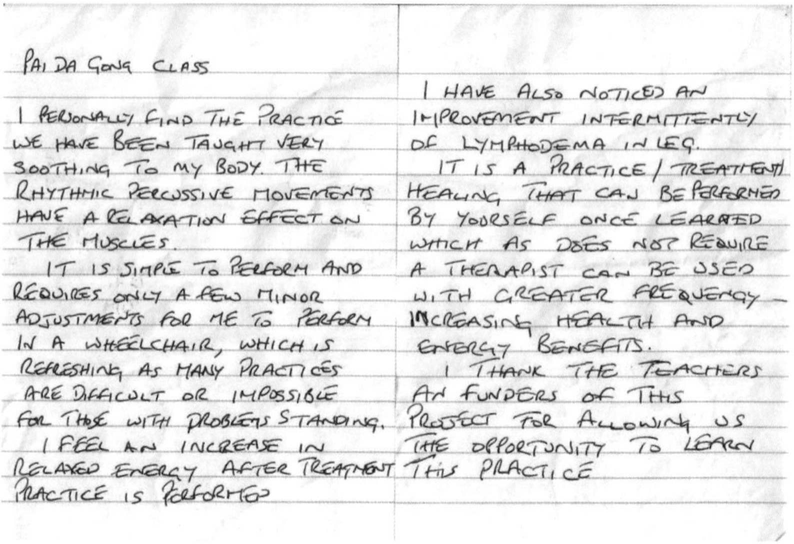

英文原文：Pai Da Gong Class

I personally find the practice we have been taught very smoothing to my body. The rhythmic percussive movements have a relaxation effect on the muscles.

It is simple to perform and requires only a few minor adjustments for me to perform in a wheelchair, which is refreshing as many practices are difficult or impossible for those with problems standing.

I feel how increase in relaxed energy after treatment practice is performed.

I have also noticed an improvement intermittently of lymphedema in leg.

It is a practice/ treatment healing that can be performed by yourself once learned which as does not require a therapist can be used with greater frequency, increasing health and energy benefits.

I thank the teachers and funders of this project for allowing us the opportunity to learn this practice.

中文翻譯：拍打功課程

我個人發現透過拍打功教學課堂的練習，讓我的身體非常順暢。這個具有韻律的敲打動作，可以達到讓肌肉放鬆的效果。

這個（拍打功）做起來簡單，而且需要很少的姿勢調整，對坐在輪椅的我而言，相較於其他很多困難或是不可能的動作練習，真是讓我耳目一新。

我在拍打功練習和自我療癒後，感受到我放鬆能量的提升。

我還注意到了這可以改善我間歇性的腿部淋巴水腫問題。

這個（拍打功）練習與療癒，一旦學習後，可以自己操作，不需要另外的療師，因此可以透過經常性的（拍打）操作，來增進健康和能量效益。

我感謝老師們和這個專案獎助金的提供者，讓我們有機會學習到這個（拍打功）實際操作練習。

資料來源：2021 年「艾賽斯克動起來（Active Essex Programme）」課程學員

註釋：

(1)

楊博士的「氣功按摩」英文書：

Yang, Jwing-ming. 1992. *Chinese qigong massage: General massage*. Quality Books Inc.: Hong Kong

(2)

施納・泰勒的英文期刊論文：

Tyler, Sheena E.B. 2017. Nature's electric potential: A systematic review of the role of bioelectricity in wound healing and regenerative processes in animals, humans, and plants. *Frontiers in Physiology*, Vol. 8, Article 627.

(3)

只有少數的身體部位，包括**頸部、腎臟**等，我**禁止**我的學員進行拍打。另外，我個人也不同意以敲打的方式在頭部進行拍打，而採用以拍打棒按摩的方式（除了頭部還有一些身體其他部位亦是）。這個是我個人課程的設計，讀者請自行判斷拍打的安全性，請教您所跟隨的拍打功老師。

(4)

課程學員的見證例如（直接引用口述或書寫原文）：

"Noticeable improvement with 1st class."（第一堂課就有明顯的改善）

"Noticed a big difference in my health."（注意到對我的健康有大改變）

"Excellent practice."（非常棒的練習）

"I can't wait to join the class every week."（我迫不及待地想要參加每週一次的課程）

"It regenerates me."（讓我重生）

"It is absolutely easy to do this exercise."（絕對容易的運動）

"I can walk more without sitting down and much faster."（我可以走更遠、走更快，不用坐下來休息）

"I feel a flow of energy."（我感受到能量的流動）

"It is really good to keep me active during the rest of the day（after the course）."（課後讓我能夠保持一天中的活力真是太好了）

"It certainly helps my circulation, especially my feet."（確定對我的循環，特別是腳部的循環有幫助）

"I can sit or lay in bed to do this exercise."（我可以坐著或是躺著做這個運動）

評論一
賴美蓉

拍打溝通療癒師
超過十年拍打療癒專業

台灣・台中

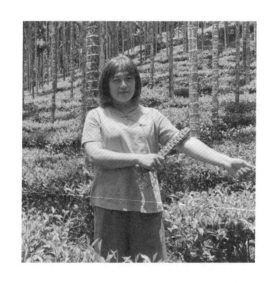

韓宜博士是 2020 年在我某一堂拍打功課程中的學員，課程中我實際示範如何進行拍打功，韓博士是一個學習力很強也勇於嘗試的人，現場五十多位學員中她自願當做我拍打施行的示範者。拍打有一定的疼痛，在人體能接受的範圍作拍打，可以達到活絡筋骨，促進身體新陳代謝，讓身體恢復良好狀態。

韓博士學習後融會貫通，自我實踐拍打功的作用。我只是分享最基本的關節拍法，如何使用手拍跟拍打棒進行拍打，韓博士居然能夠舉一反三，還可以延伸到關節上下的肌肉與經絡拍打，精益求精，讓拍打發揮到極致，令人讚嘆！

我本身是經絡芳療師，當初因為自己身體疼痛問題，接觸到拍打，發現它能輔助經絡通暢與改善氣血循環，立即就決定，善用這個千年流傳的民俗療法來改善自身疼痛問題，並成為拍打療癒者，決心致力推廣拍打功，目前已經十餘年。

拍打原理是，透過拍打振動方式，促進我們的筋結運動，打開阻塞的地方，活化我們的經絡，百病皆為經絡不通，痛則不通，沒有痠痛後身體就通，通了自然健康。

拍打簡單，重點是要持續，以保養身體為主，只要把關節的位子都拍，一個位子 200 下或是拍打熱都可，力道以自己可以接受為主。

在分享拍打過程中，發現目前最普遍的是因外力而受傷，造成長期疼痛，例如跌倒、車禍、工作勞損，都可以透過拍打達到舒緩。曾經有個小姐，腿部因為車禍萎縮，讓她無法行動自如，需要靠著四腳拐杖走路，因為她住在遠方，一個月只能碰面一次分享拍打，經過幾次之後，從她原本無法蹲、無法站著穿褲子，經過三次的拍打之後，變成只使用一腳枴杖支撐即可，連帶的效果是臀部的肌肉也回來，腿也明顯地可以逐步抬起來（圖6.5），拍打功的好處顯而易見。

這個朋友處理方法是，疏通後背膀胱經，先推拿後按摩，再來撥筋，然後拍打，之後在她痛的地方一樣步驟再處理，就可以改善達到痠痛舒緩。

另一個分享，朋友長期受體能訓練，身體受過很多傷，有傷身體就會有印痕，痠痛就會在此產生，也影響他的跑步，以前五公里跑步相當吃力虛弱、會氣喘如牛、，跑步後測心跳從每分鐘90-100下，拍打後，跑步心跳回到正常的每分鐘70-80下，跑步不吃力，也較輕鬆，藉此也改善睡眠品質不佳的問題。處理方法是：先處理後背膀胱經，再處理兩邊的腋下跟手肘，然後胸前位置，胸大肌跟膻中穴周圍。

拍打療癒的過程，最後我們一定要有一個動作就是順氣，是一種安撫也是把濁氣引導到末梢釋放出去，這樣身體才不會覺得卡住，感覺身體某些位子脹痛，不順暢。拍打也是一種調心的好方法，凡是調心為首上，心平氣和，身體痠痛自然少。

韓博士固定每天自己做拍打功，幾個月後發現自己身體氣血循環有了改變，職業上的肩頸痠痛問題也大幅改善，讓韓博士對拍打功很有信心，成為一個優秀的拍打推廣者。我曾經參與韓博士的課程時，發現韓博士的組織與教學專業能力很好，能用簡單易懂的方式讓學員學習拍打，能有這樣的學生非常榮幸跟欣慰。後續韓博士於疫情期間前往英國，連續兩年獲得英國官方的獎勵，在英國銀髮族中心開課，甚至還成立英文 Pai Da Gong 網站，教大家自己拍打，成功地推廣分享拍打功成為簡單易學的「個人運動」。

一個課程改變一個觀念、一個觀念轉變一個人生。

流傳千年的老智慧，平易近人且有效，盼能在韓博士的帶領下，發揚到全世界，成為一種新時尚個人運動！

圖 6.5 用拍打功幫助車禍受傷的改善案例
（右到左）第一、二、三次拍打後，每次受傷患者的腿可抬起程度

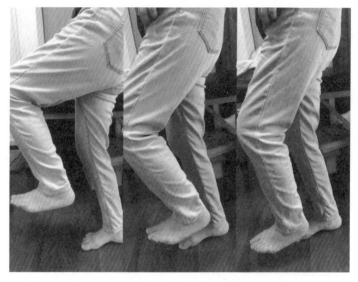

資料來源：賴美蓉

評論二

多米妮克・曼紐

Dominique Mannel

「拍打功」非洲區教師

南非・開普敦

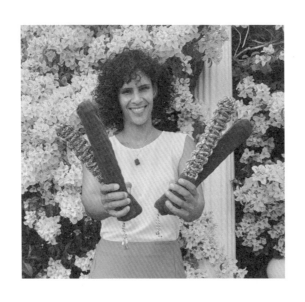

我是一位忙碌的上班族媽媽，同時我非常注重健康、體適能，努力分配我的時間給我的家人朋友、健康與運動、我的身心靈發展，以達到一個有品質的生活狀態。

我經常旅行，也住過很多不同的國家，而且我還一直在探索新的地方與有形無形的宇宙空間。我是南非人，在我回到南非前，我在德國住了三年。居住德國期間，我發現德國因為寒冷的冬天很長，我需要找到更多的方法來讓我的身體產生熱能、保持溫暖，同時還要能夠符合我對健康和體態的要求。

在朋友的引薦下，我很榮幸請到韓宜博士來到德國，認證我成為歐盟區第一位拍打功運動的教學老師，成為韓博士推廣拍打功運動的教育推廣一分子。認證期間，韓博士不僅傳授拍打功的技巧、原理，同時也分享了很多中醫傳統的對於人體小宇宙的整體觀念，在不同層次的整體環境交織下，如何建構一個具有整體觀的生活態度與方式，讓我們個人能夠不斷自我成長。

在受訓期間及日後我的拍打功運動推廣教學經驗中，我很感謝韓博士讓我的生活透過實用的拍打功更加豐盛，讓我對千年中醫民俗流傳的氣功與經絡概念與養生應用，有更深入的認識。透過韓博士的認證教學訓練，這些也成為我傳承拍打功課程教學的重要根基。

拍打功的確是一個非常了不起的古老智慧，也讓我在 2023年年中，回到南非的家鄉後，能夠順利地在坡爾（Paarl）設立我的教學工作室，讓拍打功在充滿律動的南非很容易

地推廣開來。結合了古老傳統的智慧，和當代專業最新的教學方法，拍打功剛好滿足現代人追求完整的身體、心理，與靈性上的需求利基。雖然拍打功適合各種年齡的族群，我仍然發現在我的客群裡，年長者受惠的程度是最大的：快速且大幅改善身體的狀態。他們最普遍的回饋是：

這真是一個簡單易學的運動，而且不需要額外的空間，讓我的身體能立即感受到能量的提升。

特別在這裡分享給考慮學習拍打功的讀者：我鼓勵你們藉本書的機會，全心投入這個好運動！

最後，我延伸我對韓博士毫無保留的傳承，給各位讀者，我期待你們可以透過拍打功這個具有轉變性的神奇經驗，照亮你們未來的每一步，邁向健康和踏實的人生旅程。

祝福你們！

I am a busy mum, a working woman, while dedicating my time towards health-&-fitness, my family and friends, my spirituality, my mental state and quality of life.

As a traveller I used to live in many countries, and I am still exploring new places and spaces. Before returning to South Africa, I lived in Germany for three years. I noticed that by living in Germany with its long winters, I needed to find ways to generate heat, keep strong, fit and healthy. That is when a mutual friend introduced me to Dr. Han. I wanted to be part of the Pai Da Gong Education because it was a decision driven by my passion for holistic learning, holistic living, and personal growth.

My training experience and subsequent classes under the guidance of Dr. Han were incredibly enriching. It focused on practical applications and hands-on experience while giving me insight to Chinese medicine, Qi Gong and our bodies. The support and mentorship provided by Dr. Han was instrumental in shaping my teaching approach. I then became the first certified Pai Da Gong instructor in the EU.

Pai Da Gong, a profound source of ancient wisdom, has found its way to the vibrant landscapes of South Africa, when I opened a studio in Paarl in June 2023. This blend of ancient teachings and contemporary methods creates a distinctive niche, catering to individuals seeking a well-rounded approach to physical, mental, and spiritual well-being. Although Pai Da Gong is good for all age-groups, I find that my elderly clients benefit from it the most. Their common feedback:

It is easy to do, they do not require any additional space to do it, and they feel energised immediately.

To the readers considering Pai Da Gong, I encourage you to embrace this opportunity wholeheartedly. In closing, I extend my gratitude to Dr. Han for her unwavering support and wisdom. To the readers, I wish you a transformative and enlightening experience with Pai Da Gong – where every lesson learned becomes a stepping stone toward a brighter, healthier and thus more fulfilling future.

第七章
重量訓練：強化肌力

以前，我從來就對健身房非常地排斥，我也非常不喜歡那些肌肉男、肌肉女。從小我也不喜歡看電視轉播的「健美先生、小姐」的比賽。我曾經以爲這輩子，實際上（或從遠端）接近任何一位健美先生小姐，是天方夜譚。

進健身房，對很多人來說，似乎都是非常辛苦的。我觀察在健身房的人（2000 年初期台灣有很多的商業和住家大樓裡面開始有健身房設備），那些從健身房出來的人，幾乎都是非常疲乏，沒有什麼笑容。就我所看到、聽到的，進健身房對很多人來說都是一件「大事」，看到讓這些想運動的人，進行非常費力的健身房運動，是讓我望之卻步的主要原因。

我非常地好奇，這些人如何能夠持續不斷地進健身房？

答案是：可能很難！

我有很多朋友，下決心要開始進健身房運動，花大錢一次買了 20 或 30 堂健身課程，他們的道理，是認爲投資了這筆錢，就可以幫助他們更有毅力地達成他們健身的目標，但是後來我發現，能真的用完當初所買那些健身課程堂數的人，真是少之又少。

這麼多年來我聽到很多類似以下的藉口：
「要持續下去，真的是太困難了。」

「我真的很懶得把進健身房，當作一個經常性的運動。」

「我下班後實在是太累了，沒有辦法進健身房。」

我從來很少從事會流汗的運動。我有一個朋友跟我開玩笑說，「你只會做老人的氣功運動，應該像我一樣跑馬拉松。」（註1）

第一、就像第六章所談到，我以前年輕時候的錯誤觀念，以為氣功是長者的運動，當時我以為這些看似緩慢的動作，相對於其他快速或劇烈的運動，能夠讓長者比較容易進行，但後來當我開始進行「氣功八段錦」的練習時，我發現即使氣功是緩慢的動作，仍然需要用到很多的核心肌力，如同其他中國功夫，都需要用到非常具有抗性的身體肌肉和骨骼，能夠把姿勢穩定在平衡的狀態，往往不遜於一般跑步所需要的持久耐力。

第二、我以前不願意跑步，是因為我的腿很細，也就是在沒有訓練的情況下，很弱。跑步會讓我覺得痛苦，因此我並不想要冒險，可能造成腿、膝蓋、腳受傷的風險，去進行跑步運動。

然而，所有這一切我對運動和健身的誤解，當我在倫敦的道氏動力健身中心（Dowe Dynamics Gym），遇到了世界

健美冠軍的伊恩・道（Ian Dowe），這個被英國奉為健身界泰斗的傳奇人物，就此完全打破。

伊恩・道崛起於 1970 年代，紅片英國、歐洲，以及世界健美界，有很長的一段比賽生涯的常勝軍紀錄。他一直是採取所謂「老派（old school）」的健身方法，訓練他自己成為冠軍，後續也訓練更多人成為冠軍，一直到現在。在 2023 年 4 月到 6 月期間，伊恩給我八週的體式能訓練（fitness training），完全顛覆了我對健身房的認知！

伊恩・道發展出一套非常簡單，卻很有效的訓練方式：
運動、休息、吃。
（註 2）

沒有別的！

對於一個完全沒有進過健身房的新手來說，我發現一點都不困難。

當我決心投入接受伊恩・道訓練後，我在前面兩週就已經有顯著的進步。在倫敦的整骨醫師班傑明・布朗克（Benjamin Pluke）在我受訓的第二週幫我檢查，他覺得只有兩週不到的健身，能夠看到讓我的肌肉活性開始恢復生命，感到非常地開心，因為這是過去三年以來，班傑明從來沒有辦法在我身上看到的進展。到訓練第七週的時候，班傑明確認我整體的身體狀況，變得比以前更年輕。

八週的體適能訓練，絕對不是原本還沒進健身房前所想像的「地獄週」——很多我在英國的男性朋友們，以及台灣的親友們，在我說要開始接受伊恩・道的重量訓練之前，他們就不斷地警告我。

相反地，每週三天的訓練，完全不會讓我對健身房怯步，反而建立了一套新的、愉快的訓練日常，我完全不會覺得非常困難，而且甚至不會覺得很疲勞，或者是有任何的肌肉酸痛，事實上，我得到了以下的好處：

✔ 提升體適能（前面四週）
✔ 增加肌耐力（後面四週）

這完全不是奇蹟！

誠如這位宇宙先生（Mr. Universe）伊恩・道教我的，這是在健身房進行訓練應該有的。

伊恩・道是叱吒英國健身界超過 40 年的傳奇人物。他的多項健美冠軍紀錄涵蓋：
- 1977、1981、1982 年「宇宙先生（ Mr. Universe, NABBA）」
- 1983、1984、1986、1987、2001、2003、2004、2005 年「世界業餘錦標賽冠軍（World Amateur Championships, IFBB）」
- 1977*、1980*、1982*、1984**、1996**、2003**年「歐洲冠軍（European Championships, WABBA* , IFBB**）」

- 1970、1978、1979、1980、1981、1982 年「英國先生
  （Mr Britain, NABBA）」

伊恩·道一直是採用 1960 年到 1970 年代發展出來，紅遍西方健身世界所謂「老派」的健身方法，並加上自己的詮釋與創意。「老派」的健身方法，由西方健身界的開山祖師教父喬·韋德（Joe Weider）所開創出來，後續由健身明星伊恩·道，與後來成為電影明星的阿諾·史瓦辛格（Arnold Schwarzenegger）等人，所承襲並推廣。

他們的祕密是什麼呢？

在你能力許可的「舒適圈」範圍裡面，不斷地鍛鍊與提升。

讓我在這裡再次提醒，本書一開始對「舒適圈」的定義：
「舒適圈」是指一個你能夠悠遊自得，沒有壓力地，進行所要負荷之事的區間。這個區間是一個動態性的觀念。短期而言，舒適圈的區間會依據你身心的狀態而上下起伏。長期而言，你的舒適圈會不斷地變動，甚至會移動到下一個層次。

It does not mean anything negatively: within your own limits and comfort, no stress.

It is a dynamic concept.

In the short term, your 'comfort zone' moves up and down according to your own physical and mental condition.

In the long term, your 'comfort zone' evolves and eventually shifts to the next level.

這樣的「舒適圈法則」，讓體適能、肌肉強度，能透過鍛鍊快速地改進、雕塑，與提升，同是容易恢復，以利持續進行鍛鍊。

「舒適圈法則」有兩大好處：

1. 「舒適圈法則」，讓你能夠遠離危險，和可能的身體傷害。畢竟對任何上健身房的人來說，想要追求的是更健康和更強壯。

2. 「舒適圈法則」，讓任何年紀、任何身體狀況（沒有行動障礙）的人，上健身房訓練成為愉快的日常運動。

在健身房進行的體適能與重量訓練，必須是經常性的運動，像我是採取每隔一天的訓練方式，一次不用太久（通常 30~60 分鐘）。「舒適圈」將非常自然地隨著時間而提升，就像我們常說的：
水到渠成。

圖 7.1 伊恩・道：世界健美健身冠軍生涯時期

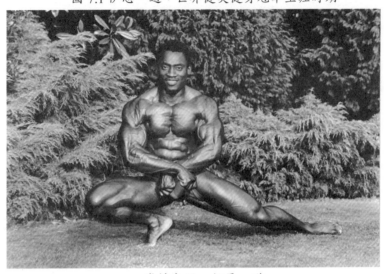

資料來源：伊恩・道

同時，採取伊恩・道教練的「舒適圈法則」進行健身與重量訓練，可以在更短的時間，達到你想要得到的結果，而遠離隨時可能產生的運動傷害。

在亞洲，我們經常看到新聞報導，有關不幸的健身房運動傷害，甚至致死的事件。除了這些極端的事件之外，還有很多看不見的運動傷害，會因為超越身體的「舒適圈」而隨時發生。

在我健身訓練期間，班傑明・布朗克醫師告訴我，過度的運動，會產生更多皮質酮（cortisol）的分泌，屬一種「壓力荷爾蒙」，過度分泌的皮質酮，則會導致肌肉纖維的破壞，而且還會儲存更多的脂肪，造成運動的反效果

（opposite result）。原來這就是我當初在大學參加單車社，過度運動後開始發胖的主要原因之一。

飲食和健身運動同樣的重要。當我在第一次進入道氏動力健身中心開始接受訓練之前，伊恩‧道就要求我開始把每一餐吃的東西拍照傳給他。他的理由非常簡單，完全和第四章的道理相同，吃進什麼東西、什麼樣的營養素，理所當然就會轉換成身體的肌肉、器官運作，和能量水準，這些都會直接影響到健身的結果。所有的飲食就會直接轉換成健身成果，展現在肌肉耐力、身材形塑，以及體適能水準的提升。

伊恩教練總是提醒：**吃什麼就像什麼（You are like what you eat）**。

伊恩‧道針對健身鍛煉，最高飲食指導原則：
‧只吃新鮮烹調的食物、不吃加工食品。
‧均衡的飲食，肉、蛋、蔬菜、魚，還有些許的碳水化合物澱粉類。
‧固態的食物比較好。
‧不要吃糖，包括水果也不要吃太多。
‧盡量不要外食。旅行的時候，請帶自己的食物。
‧多吃新鮮的有機蔬菜。

伊恩‧道的「舒適圈法則」，讓我可以保持良好的體適能，以及讓肌力增強變得很容易、快速、持久。此外，伊恩要求我所有健身、重量訓練的所有動作，**姿勢要做到百**

分之百的正確，除了要看鏡子之外，他也總是在一旁幫我錄影（圖 7.2）。

圖 7.2 第六週重量訓練：

伊恩・道 教練總是幫我錄影紀錄我的姿勢與進度

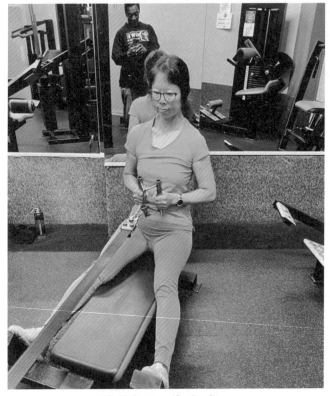

資料來源：韓 宜 博士

現在我仍然差不多每隔一天會固定健身做重量訓練。如果我在外旅行，我會找尋當地的健身房，如果當地沒有健身房，我就會使用不同重量的啞鈴，或運用身體的重量

（body weight）。健身房的重量訓練，已經變成我以前從未想像過的日常運動的習慣之一。

現在，當我每次回到道氏動力健身中心的時候，我看到掛在牆上那些健美先生小姐冠軍們的照片（圖7.3），包括伊恩‧道、阿諾史瓦辛格，另外還有許許多多知名的運動員、足球明星、拳擊明星、電影明星，和踢踏舞王麥可‧弗萊利（Michael Flatley）等世界知名人物，我不再像以前感到遙不可及，甚至存有抗拒感；反而是我非常敬佩他們持之以恆的投入，在健身房鍛鍊自己的身體，以強健的肌肉與耐力，在他們的職業生涯上，闖出世界級的名聲。

如果我不能把我自己變得像他們一樣（我也從來沒有想要變得像他們一樣），但我可以成為一個擁有在50歲以後的一般中年女子，所無法想像的強健身體：在倫敦地下鐵時，我已經發現我擁有充分的自信，可以幫助別人提很重的行李、嬰兒推車上下樓梯，我還可以提更多血拼購物的袋子（或許你不想要花更多錢血拼，那這個好處你就無法享受到）。

更重要的是，當我背部的下方開始疼痛時（這一直是從我30歲以後因為脊椎側彎而產生的困擾），我可以自己舉起對的重量，以重量訓練的方式解決，大部分下盤錯位的問題，當我舉重時，那些**重量就會強迫我要回到正確的姿勢**，任何因為姿勢不良產生的腰酸背痛，反而可以緩解。

圖 7.3 在掛滿名人牆的英國倫敦「道氏動力健身中心」健身運動

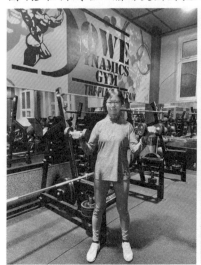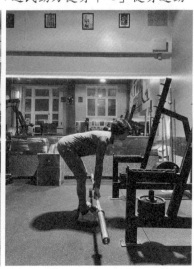

資料來源：韓宜博士

當以正確的身體姿勢，舉起對的重量時，自然而然地，就會矯正我們平常很容易採取的「懶人姿勢（lazy posture）」（圖 7.4）。班傑明・布朗克也確認了，因為我開始重量訓練以後，我的肌肉更有能力，可以長時間維持正確的身體姿勢，減少因為脊椎側彎造成的身體不適，而需要像以前一樣常常去給他矯正。以前因為我沒有進行任何重量訓練，常常經過他的治療後不久，我的姿勢又回到原來不對的狀態，肌肉的力量也不夠，所以很容易地又會回到疼痛的狀態。

經過這八週的健身房體適能和重量訓練，讓我明白伊恩・道累積他超過 50 年所凝聚而成的訓練哲學，是多麼地簡單而令人著迷！他的信仰根基，是建構在這 50 多年來，多次

不但讓他自己能夠拿到世界冠軍，還讓數不清的學生，在健身界和運動界成為佼佼者。

「舒適圈法則」訓練方法，是多麼的簡單而美麗！
（如果你偏好比較困難的重量訓練之路，這是你個人的選擇，當然也不會有人想攔你。）

圖 7.4 深蹲運動：有效地糾正我的姿勢

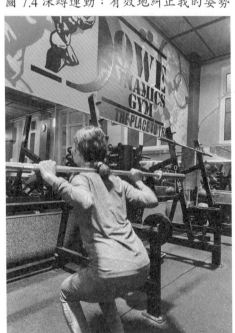

資料來源：韓宜博士

　　註釋：

(1)

有位朋友受到我的影響，最近開始進健身房訓練他的腿，他發現原來長期跑馬拉松，造成的膝蓋疼痛，是因爲和他原本的腿很弱。透過重量訓練，可以提升腿部的肌力。

(2)

我自己的發現：進行重量訓練後的 4 小時，再進行拍打功運動（第六章），可以最有效地讓肌肉氣血循環，及整個身體快速恢復，不易產生運動後的痠痛。

評論一

班傑明・布朗克

Benjamin Pluke

班傑明・布朗克 骨科治療診所 創辦人
Benjamin Pluke Osteopathy

英國・倫敦

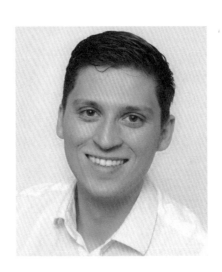

身為一個傳統的整骨治療醫師，我會檢查並了解病人的整個身體，是否能良好的運作，包括病人是否能夠容易地行走、站立、蹲下、向上拉伸等等。病人的身體是否能夠排除廢物、消化吸收足夠而且適當的營養、能夠有效率地進行循環、荷爾蒙的調節（包括女性生理期系統的運作）。

我看的是整個身體的結構：脊椎的狀況如何？當病人站立的時候是不是可以落在「中立姿勢」，是否能夠足夠支撐身體有效地蹲，或是伸展向上爬？我還會觀察病人的皮膚、指甲、頭髮等是否健康？他是如何呼吸的？是否有好的能量水準？一旦開始檢視病人的整體身體後，就會明白他的消化系統、肝臟生理器官、心臟、肺部等是否能夠正常運作。

當我第一次遇到韓宜博士的時候，她因為身體姿勢的問題，和消化系統的問題，影響到身體正常的運作，包括顯現在她的肩頸、脖子、中段的和下段的背部，以及經常發生在臀部附近的疼痛。當我談到「中立姿勢」時，我指的是脊柱前凸（脊椎向前產生彎度的地方），和脊柱後凸（脊椎轉向身體外的方向）之間的平衡。

在韓博士開始和伊恩・道進行健身房的訓練之前，我有想辦法解決她在脖子部位脊柱前凸產生的問題，以及下背部脊柱後凸造成的問題，這些問題都是導致她在肌肉運作上一連串的弱化。但是她僅僅只有幾週接受伊恩的入門體適能以及重量訓練，她的下背部姿勢，終於能夠穩定下來，而她的骨盆和肋骨，以及她的肩頸開始往更健康的活動發展。當她持續並完成八週和伊恩的訓練後，真的非常令人

興奮，我看到韓博士能夠回復健康，並且最終能夠達到一個穩定的「中立姿勢」，還有健康的肌肉可以運作。

我們選擇那些運動，對我們非常的重要！

伊恩・道的訓練技巧，是依據個人的身體狀況，發展出一套適合的運動和重量訓練組合，以能夠直接改善這個人的整體身體姿勢，和行動能力。

最美妙的身體荷爾蒙之一，皮質酮（cortisol），它非常了不起地能夠維持一個人的生命，而且可以幫助我們度過許多的人生挑戰。皮質酮在身體健康水準，通常是在我們起床之後開始消化吸收食物開始發揮作用，來輔助我們思考和行動，但是它是一種壓力荷爾蒙，當過度集中產生的皮質酮，會導致肌肉的破壞、幫助脂肪的儲存，並且讓免疫力下降，進一步影響身體的修復。

雖然有很多的原因，會造成皮質酮過度分泌，但是過度的運動，以健身房訓練而言，不論是在每一種重量訓練時去舉起過重的重量，或是整體的重量訓練時間太長，而沒有足夠的中間休息的天數，和良好的睡眠品質，造成因皮質酮分泌過多或不足，帶給你想要運動健身的反效果（opposite result）。另一種常見的是，皮質酮分泌不均，可能是因為我們沒有在「舒適圈」的狀態，而導致這樣的不均衡。

所以健身運動，最好是不要超過自己身體可以負荷的範圍！

還有許多其他健康的考量，像是我們吃進什麼樣的營養素，對我們能夠保持健康，是非常重要的源頭。有一種菌類叫做「白色念珠菌（Candida Albicans）」，常常生長在我們的腸道，當我們開始吃進有糖的食物，可以幫助減少血糖突然上升的作用。但是現在我們吃進過多的加工食品，還有非常大量的糖分，包括在許多餐點飲料，都導致白色念珠菌有非常好的生長環境，造成壓縮到原本我們需要的腸道微生物群象種類與生存空間。當這些白色念珠菌大量繁殖後，就會造成腸道消化系統的整體問題，並且透過循環帶到身體其他的部位（例如常見的鵝口瘡念珠菌感染）。

其他有利白色念珠菌生長的環境，是因為我們吃進而過多的糖，而造成腸道菌像變成了偏酸的 PH 值。當我們身體在呼吸時，細胞在進行有氧和厭氧的呼吸，身體的廢物是酸性的，如果血液偏酸，人體就會感到不舒服，最終會導致死亡。因此，身體裡面的透過肺部、肝臟，和腎臟等進行的生化反應機制，有很多是緩衝血液裡面的酸性，以維持我們的健康。但如果我們吃進太多的食物是偏酸性的，我們的肝臟和腎臟就會優先為了讓我們能夠生存而工作，而不是為了幫助消化而工作，這樣就會產生身體裡面有許多廢物的液體，無法排除而產生腫脹，並且造成難以完全消化食物，進一步又導致身體系統整體的壓力，接著又會促成更多有利於白色念珠菌的生長環境。

但是相對而言，要處理這樣的負面影響並不難，我們只要能夠平衡地攝取食物，維持良好的酸鹼平衡環境，特別是多吃的蔬菜等鹼性食物來平衡吃肉帶來的酸性。澱粉類，

尤其是小麥和馬鈴薯（做成我們常吃的比薩和義大利麵），等也是要格外注意的，這些最後消化都會變成很多的糖，造成負面的影響。

As a classical osteopath I examine the whole body of a patient, assessing how well it functions as an integrated system. Can the body stand, walk, squat and climb easily? Can the body remove waste, bring in nutrition through digestion, circulate efficiently, manage hormones and when relevant, manage the menstrual system?

I look at the overall structure of a body, how is the spine? Can it rest within a neutral posture while standing? Is the body able to climb and squat sufficiently?

While observing this, I assess the health of the skin, nails, hair, how someone is breathing, how much energy they have. Once the examination begins, it becomes clear how someone's digestive system, liver, menstrual organs, heart and lungs are functioning.

When I first met Dr Han, she was suffering from a lot of problems with her posture and digestion. This manifested in her neck, shoulder, mid back, lower back and hip. When I talk about neutral posture, I refer to the balance between a lordosis（the spine curving towards the front of the body）and a kyphosis （the spine curving away from the body）. A neutral posture has one lordosis in the neck, one kyphosis in the mid back and one lordosis in the lower back. Any alteration from this in a standing posture, shows there is some form of mechanical inefficiency, which will either just reduce somebody's potential output across the board, or lead to a whole variety of unwanted symptoms. Dr Han unfortunately had kyphotic curves where there should be lordotic curves and lordotic curves where there should have been kyphotic curves. This was causing her symptoms, and putting tremendous strain on the rest of her health and well-being.

Before Dr Han started exercising with Ian Dowe, we had managed to recover her lordosis in her neck, and her kyphosis in her upper back. However, her lower back would frequently collapse back into a kyphosis, this was likely due to overall weakness in her muscular chain. After only a few weeks of following Ian Dowe's beginners methodology, her lower back posture had finally stabilised, her pelvis and rib cage, her shoulders and neck started developing more and more healthy movement. After continuing and completing eight weeks with Ian, the health that Dr Han had recovered was truly inspiring, she finally had achieved a stable neutral posture, with functional healthy muscle.

The exercises we choose to perform are also crucial, Ian Dowe's attention to detail with the technique used in the exercises and the arrangement of each workout, directly improves one's overall posture and mobility.

Another thing to consider is one of the most wonderful hormones in the body: Cortisol. It is spectacular in its role in keeping us alive, and getting us through the challenges of life. In healthy amounts at the right intervals in the day, it wakes us up in the morning, aids digestion of every meal and in general helps us think and move. However, it is categorised as a stress hormone, in higher concentrations it leads to muscle breakdown, fat storage, reduced immune activity and therefore reduced repair. Though there are many things that can contribute to this, over exercising, either during a training session（over exertion by lifting too heavy or for too long）, or by not having adequate rest days or quality sleep. Another common issue people can struggle with, is due to the other demands of life, we become Cortisol deficient, we can burn through our supply and then normal function in the body is at best diminished. Therefore, not training to the point of failure is the best way to ensure consistent progress with exercise.

There are other health considerations, as our nutritional input is highly critical to our ability to stay healthy. There is a fungus called Candida Albicans which lives in our intestinal tract. One could say its role is to reduce initial blood sugar spiking from starch and carbohydrates in our food, by consuming it before our blood absorbs it. The downside to this, is that our modern, over processed diet has a huge amount of sugar in most meals and drinks, which leads to the candida having an overly favourable environment and our friendly flora in the microbiome less capacity to survive or space to thrive. The candida multiplies, and can inhabit the whole of the digestive tract, and then move through the blood to the rest of the body, hence leading to thrush as one example.

The other factor apart from sugar, that favours Candida and overall affects our ability to absorb nutrition is pH impact on the blood of the food we eat. When our body respires, and cells perform anaerobic or aerobic respiration, the waste material is acidic. If the blood moves out of a narrow band of pH, we will become very unwell and eventually die. Therefore, there are systems in the body that buffer the acidity in the blood, to keep us healthy, our lungs, liver and kidneys, to keep it simple. If our food or meal leans towards an acidic pH, our liver will prioritise keeping us alive rather than assisting in digestion. This leads to general swelling in the body, due to inadequately digested food creating unwanted chemicals which stress our immune system. Additionally, the acidic environment in the intestines favours the Candida and harms our own microbiome.

However, this impact is relatively simple to negate, we need to balance the pH of our meals, most vegetables are alkaline when digested and animal fats and proteins are acidic. Therefore, eat vegetables with meat and animal products. Carbohydrates in wheat and potatoes are also greatly overlooked, and these essentially digest as sugar, the pizza and pasta meals, are incredibly high in sugar, which leads to overall stress on our organs.

評論二
伊恩・道
Ian Dowe

IFBB 世界健美健身冠軍
Mr. Universe, IFBB World Championships

道氏動力健身中心 創辦人
Dowe Dynamics Gym

英國・倫敦

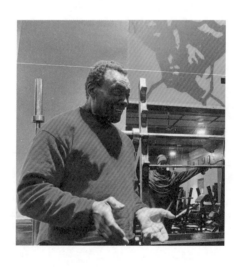

韓宜博士大概是我最優秀的學生之一，因為她非常很認真投入。身為健身房的初學者，她在前面兩週就有顯著的進步，甚至超過很多人訓練了三個月以上，甚至一兩年的進度。她非常地認同我，對於訓練肌肉強健，必須要求每日飲食，是有效達成訓練目標不可或缺的一環。

當然每個人都是不一樣的。做自己就好。做你可以做的，有的時候你覺得比較強壯、有的時候你覺得比較虛弱。如果你覺得比較強壯的時候，你就可以舉重一點，如果你覺得弱的時候，就減少訓練的重量。

就是這麼簡單！

重量訓練有很多不同的門派，就像中國功夫有很多門派，少林派、武當派、峨嵋派等等。無論你是那一派，只要你能夠有系統地訓練出，不僅能讓我自己，還有別人，都能以同樣一套系統，達到肌肉強健的目標，那就是一個可行的門派。我不但訓練我自己成為健美界英國冠軍、歐洲冠軍、世界冠軍，我也訓練很多其他人得到冠軍，所以我的訓練哲學這個「門派」，是證明可以有效達到強健肌肉的各種目標。無論是那一種健身、重量訓練的門派，你只要確定選擇那個門派是適合你的，可以有效達到你要的目標。

愈來愈多從未進過健身房的中年人來找我，想要透過適當的重量訓練，來提升他們的肌肉耐力與強度。我的方法非常簡單，找到一位適合你的教練，針對你的體適能程度，為你量身訂做一套容易經常執行的體適能或重量訓練，而

且能夠有效達到你要的結果。健身房的訓練是一個非常「個人化」的課程設計與訓練，永遠不要拿你和別人相比！

但是我有一個放諸四海皆準的公式：

運動、飲食、休息。

Dr. Han was probably one of my best students because of her commitment. She made significant progress in the first two weeks while other people might spend several months or years to achieve. She paid attention to the food/ diet which is very important to train and get a result.

However, everyone is different. Just be yourself. Do what you can do. Sometimes you are stronger and sometimes you are weaker. If you feel stronger, lift more weights. If you feel weaker, reduce the weight. That's really simple!

There are many training styles, just like many different schools of Chinese Martial Arts. I trained myself to achieve multiple British, European, and World Championships. Also, I trained many other Champions. So, my bespoke training philosophy works. No matter which style of training you choose, you have to make sure it will work for you.

Currently more and more middle-aged clients come to me to ask for training to increase muscle strength. My method is really simple: find a routine according to your level of fitness, and get a result. It is very personal. Never compare yourself with other people. But, there is a universal formula: exercise, eat, and rest.

第八章
整體意涵 & 開始行動

對於我能夠得到這麼多專家、天使、大師們，引導我走向健康，我感到非常地感恩，這趟轉變的旅程，絕對是令我驚艷、感到成就：

自由（Freedom）

我減去了那些不必要、不屬於我身體的體重、我透過簡單的運動，和沒有任何痛苦的重量訓練，增強了我的肌力。這些都讓我覺得更加地自由，而且享受人生！

我現在可以穿美麗的裙子（那是我過去完全不感興趣的）；我現在可以很有自信地主動幫助有需要的人提行李或嬰兒車；我想要吃東西的時候再吃，或者是，沒有好的食物可以吃的時候，我就可以不吃；我可以用很便宜的價格住在一個市中心很美麗乾淨民宿，因為沒有電梯，但我可以輕鬆上下九層樓。

減重和肌力，簡單而言，就是讓你可以掌握你的人生、享受自由（圖 8.1）。我跳起來的高度，可以像我以前在小學參加舞蹈比賽時跳躍一樣，而不會因為我已經超過 50 歲而受傷。

圖 8.1 自由的生活

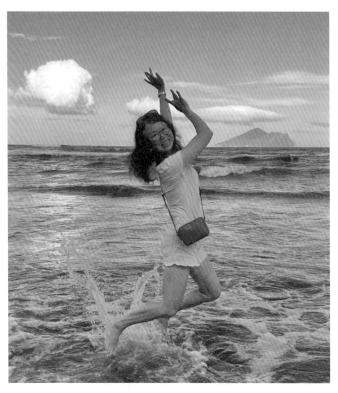

資料來源：韓宜博士

1.吃的自由（Freedom to eat）：

自由選擇要吃什麼？什麼時候吃？要在餐廳裡還是在家裡面吃？都是你自由的選擇。

2.運動的自由（Freedom to exercise）：

不論是散步、騎單車、跑步，或者是上健身房，都不會感到痛苦，因爲你有強健的肌肉，也不容易造成你

的運動傷害。如果你喜歡跑步，那請把你的腿訓練得更強壯，以後你在跑步運動時，就不會因為膝蓋和腳踝承受過度壓力而受傷。

3. **移動的自由（Freedom to move）：**
不論是搭乘實惠的經濟艙，還是豪華的商務艙，你都可以享受更多的空間，而且你根本不會在意飛機上的食物好不好吃，因為如果不好吃的話，你就不用吃。旅行的時候，你可以走更多路、買更多東西，而且照更多美美的相片（說不定還可以爬到高處照相）。

4. **分享的自由（Freedom to share）：**
你可以更自在地在社群媒體上，分享你非常美妙的經驗，幫助更多的人，或者分享經營事業上更多的心得，進而為你所屬的社群創造更多正能量。

讀到這裡，你一定已經為你自己可以展開通往自由（Freedom）的旅程，感到完全沒有困難。

找到你自己的「舒適圈」並展開行動。

你的「舒適圈」將會保證你不會討厭你要做的事，而且最後都會變成你日常生活態度與價值觀（Lifestyle）。

圖 8.2 整體觀：長期的生活態度與價值觀

Holistic view: Long-term lifestyle

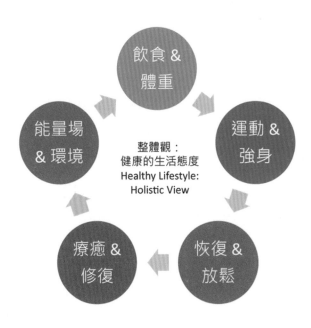

資料來源：韓宜博士

準備好開始了嗎？

當你開始對瘦身減重和強健肌力展開行動時，你的目標是要達到一個整體而且能夠長期永續的健康生活態度（圖8.2）

1.飲食和體重（橘色）：

根據第四章，你可以從表 4.1 的指引開始。根據你自己身體的狀況，逐漸地調整，找到那些是有助你邁向**「正確體重」**，或是維持「正確體重」的好（對的）食物。請依照你真實身體的感受去探索，而不是根據你的「頭腦」。最終你將可以創造出屬於你自己的飲食指導原則，一個屬於你的表 4.1，可能和我的表 4.1不一樣。你自己的表 4.1 會幫助你慢慢回到你正確的體重，並且很容易地長期維持在均衡的狀態。

2.運動和強身（藍色）：

根據第六章，如果你還沒有找到一個簡單的運動，也許可以從最簡單的拍打功開始，或者你喜歡瑜伽，還是其他不是太困難的運動。每天或至少每隔一天，請花 30 到 60 分鐘進行自己選擇的簡單運動。漸漸地，這些日常習慣的運動，會幫助提升你的肌力（或肌肉的抗性）。如果你已經開始去健身房運動，請確定健身房的訓練方式和重量訓練項目，是你長期都不會排斥的。如果你已經有一個健身教練，請確定他可以清楚知道**那些重量訓練只有對你的肌力強健有幫助，而不是會傷害你的**（如果你有身體的病痛，請先請教你的醫師或治療師，那些動作是要避免的，以免加重原本就有的問題）。

3.恢復和放鬆（綠色）：

一個整體的生活方式與態度，必須要能夠**長期地具有一致性**，所以不論是飲食或運動，有時候你需要放

鬆，有時候需要花時間來恢復（例如不小心造成不舒
服的感覺，像是吃太多）。

4. 療癒和修復（紅色）：
這是一個根據每天的狀況，自己不斷地嘗試錯誤與修
正的過程，找到適合你自己的，你必須不斷地檢視、
調整，與再適應。如果你不小心受傷了，**請務必暫停
你每天的日常**，停下來自我療癒，或是找一個可信賴
的醫師、療師等專家，來幫助你修復。如果沒有療癒
或修復好，請不要再開始回到原本的日常，否則更差
的狀況是會讓你身體的受傷損害再擴大，想必是每個
人都不想要看見的。

5. 能量場與環境（灰色）：
根據第五章談到的一個整體的觀點（holistic view），
始於我們自己的「小宇宙」，而這個「小宇宙」會和
包圍在我們環境中，許多不同層次的「大宇宙」環
境，產生互動。有許多暢銷書都告訴我們，正能量就
會創造正向的環境場域，就會讓我們的夢想實現，例
如朗達拜恩的「祕密」（Rhonda Byrne's *The
Secret*）、艾克托利的「當下力量」（Eckhart Tolle's
The Power of Now）等等。在第九章我們會在稍微進一
步討論能量場與環境的重要性。

你可以從以上五個項目裡面的任何一項開始，長期而言，
整體的生活態度將帶給你整體的**轉變與蛻變**
（**transformation**）。你只要選擇，從那一個，或是那幾個
你喜歡的顏色項目開始，然後從你選擇的採取行動，日積

月累，在你的「舒適圈」範圍裡，讓這個（些）圈圈不斷地循環和擴大。

舉例而言，我自己是從橘色的飲食和體重開始，除了「慢速」游泳以外，幾乎沒有其他的運動。當我減去大部分不屬於我的體重時，我才開始進入藍色的運動和強身。一開始，我每天固定只做「氣功八段錦」和拍打功，持續了兩年多，後來我才有機會開始進健身房運動。

開始進入健身房運動以後，我發現重量訓練以後四個小時，再做拍打功，可以非常有效地讓我的肌肉放鬆，而且可以有助讓我身體經絡的氣能夠再重新孕育。「舒適圈」法則的健身房運動，加上拍打功，讓我在運動和強身上，沒有任何一點點的不悅。相對於許多人認為，健身房的重量訓練是：

沒有痛苦，就沒有收穫（No pain, no gain），相反地，應該改成：

沒有痛苦，就只有收穫（No pain, only gain）。

不論進行任何運動，運動後的放鬆，是極度重要的。如果你在運動以後，還沒找到一個好的放鬆方法，我真心推薦你試試看拍打功。

然而有的時候，我的身體狀況並不是很平衡的時候，在進行運動以後，就需要更多的時間恢復與放鬆，甚至有的時候，我還是不小心過度運動，導致我腰痠背痛，必須要去

看醫生或療師，這時候都需要停下來，重新檢視，也就是
紅色的療癒和修復。

我在旅行期間，到各地的健身房去進行我日常的重量訓
練，往往我不敢相信我的眼睛：**看到健身房裡面有那麼多
的人，在進行重量訓練卻姿勢不正確，動作不到位，如果
我是他們的健身教練，一定會叫他們立刻停止。**很可惜的
是，我並沒有辦法去告訴他們，而是眼睜睜地看著他們這
樣的訓練方式，勢必已經造成了他們身體結構上、肌肉上
的受傷。

未來，**我非常希望能夠創立一個整體觀的教育體系，來告
訴想要身體強健的人，需要如何地進行正確的重量訓練或
是運動，並配合全面的飲食、休息放鬆，幫助更多人能有
效地達到自己想要的健身目的，而不是反過來傷害自己。**

最後，當我逐漸讓我的身體，提升到更健康和更有力量的
狀態，也就是我不需要耗費許多的能量，在那些過去因為
肌力很弱，或是身體廢物無法代謝等身體運作方面。於是
我開始可以感覺到灰色的能量場和環境，對我有什麼樣的
影響（以前我是所謂的不知不覺者，現在變成有知覺的
人）。

因此，我會安排更多的時間接近大自然的環境，減少人為
的干擾，透過遠離經常所處的高科技和人為干擾環境所造
成的負面影響，在自然的環境中好好地進行紅色的自我療
癒修復。

圖8.2說明這整體相互影響的生活態度價值觀，然而那些箭頭的方向，是我自己的歷程，你可以有你自己的歷程，或是把這些箭頭拿掉，五個顏色同時開始。

建議你採用的方法，可以考慮比較接近所謂的「科學」實驗的方法，一次只改變一個你想要了解的影響，而控制其他可能也產生影響的變數，讓它們不要有太大的變動。就以飲食和體重為例，圖8.3提出一個方法，可以讓你自己做研究，根據第五章的圖5.1所呈現的實驗室法則，就算人體是一個整體極度複雜的系統（因為所有的外在變數、內在變數，會同時且隨時不斷地變動），但我們還是可以大約的按照這樣的實驗原則，理解那些對你而言，可能是對的（正面影響），那些可能是不對的（負面影響）。

參照圖 8.3，當你要研究含有小麥的食物，像是麵包（01），是否會對你的體重產生影響？那你可以設定自己在一段時間裡面，完全不要碰任何的小麥食品，給你自己一段時間（至少兩個禮拜），在這段時間做你自己的研究，可以改成只吃米食，或者是其他沒有小麥麩質的澱粉類（05），但是保持其他的日常飲食項目，例如蔬菜、水果、肉類、蛋類等等，不要做太大的改變（02、03、04 維持以往日常）。等你實驗完了小麥對你的影響後，你可以再用同樣的方式，去實驗其他的飲食項目，或甚至運動，逐漸找出那些你覺得可能會對你產生不是很正面影響的各個因素。

請做你自己的研究，因為只有你是最清楚你自己的身體狀況。只要你知道你自己在做什麼，不會傷害到你自己，在

你的「舒適圈」範圍以內，任何事情都值得去嘗試，一次只嘗試一項改變的變數。

圖 8.3 方法論：做你自己的研究

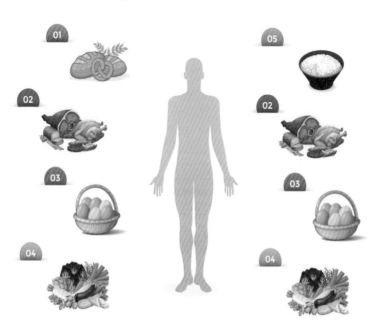

繪圖：宋淑莉

讀到這裡，該是你採取行動的時候了！

表8.1提供了一個行動方案，以及自我實驗的藍圖。每一項實驗階段，請花**至少兩週**的時間，只實驗**藍色項目**區塊裡面的一項主要的變數，並且保持其他日常進行的**藍色項目**不要做太大的改變，這個表8.1是以**飲食項目**的變數為例，

如果你已經準備開始實驗運動項目對你身體的影響，你也可以運用這樣的表格到運動項目的變數操作上。

表 8.1 行動方案，做你自己的實驗

飲食項目	選擇	檢察項目 （自行打勾、圈選）
A.用穩定的油脂加熱烹調	• 動物性脂肪（鴨油、鵝油、雞油、豬油……） • 椰子油 • 油酥（印度奶油 Ghee）	□ 體重減少／增加 □ 覺得健康／不舒服（生病） □ 能量提升／下降 □ 某些病痛感降低／增加 □ 沒什麼改變
B.不碰沒必要的糖	• 對糖完全沒有上癮的問題 • 只吃少量含糖量低的水果（例如：草莓、藍莓等）	□ 非常困難（有糖癮）／不困難 □ 體重減少／增加 □ 覺得健康／不舒服（生病） □ 能量提升／下降 □ 某些病痛感降低／增加 □ 沒什麼改變
C.在餐前後加入醱酵食物和飲料（原始醱酵、未經加熱破壞）（Raw/ Unpasteurised）	• 泡菜 • 味噌 • 康普茶（Kombucha） • 優格 • 酸奶（Kefir） • 起司	□ 改進消化／便祕 □ 體重減少／增加 □ 覺得健康／不舒服（生病） □ 能量提升／下降 □ 某些病痛感降低／增加 □ 沒什麼改變

D.最後一餐吃澱粉	• 早上或下午以油脂、蛋白質、蔬果類爲主	□ 體重減少／增加 □ 覺得健康／不舒服（生病） □ 能量提升／下降 □ 沒什麼改變
E.餓了才吃 （不要聽你的「腦」告訴你該吃飯的時間到了）	• 主餐之間不吃零食 • 減少到一天兩餐（吃飽就好、請勿多吃）	□ 改進消化／便祕 □ 體重減少／增加 □ 覺得健康／不舒服（生病） □ 能量提升／下降 □ 某些病痛感降低／增加 □ 沒什麼改變
F. （請自行列） ……		
G. （還有很多更細節的自己可以慢慢發現後列出） ……		

資料來源：韓宜博士

同理可推，利用這樣的表格到你的運動實驗上面。例如，你已經習慣跑步運動，但開始覺得膝蓋有一點痛，那你可以在跑步以後，加上放鬆的舒緩運動，從花 30 分鐘進行開始，像是拍打功，或是其他伸展運動，同樣花兩週的時間實驗，看看這樣的改變是否可以對跑步過後的膝蓋疼痛，幫助舒緩。做完這樣的實驗之後，你也可以做另外一個實驗，例如找一個專業的健身教練，針對你跑步運動需要加強的肌力，來提升你的腿部和膝蓋的力量，經過一段時間

的健身訓練，再回去跑步，比較健身訓練前、後的差異，就是你自己可以做的實驗。

當你建立了你自己的表8.1後，我提出三個策略，可以讓你持續進行，往好的方向長期發展上去：

懶人策略、積極策略、中庸策略。
（lazy, ambitious, balanced）

這三種不同的策略，唯一的不同，就是在同樣你自己的「舒適圈」裡面，多快速可以進步，達到你想要的目標。

請務必記得，本書的舒適圈定義：
「舒適圈」是指一個你能夠悠遊自得，沒有壓力地，進行所要負荷之事的區間。這個區間是一個動態性的觀念。
短期而言，舒適圈的區間會依據你身心的狀態而上下起伏。
長期而言，你的舒適圈會不斷地變動，甚至會移動到下一個層次。

如圖8.4：

- **懶人策略（Lazy Strategy）：**
  在你的「舒適圈」下緣盡情地享受、盡量地放輕鬆，但是隨著時間你仍然會有進步。這個策略跟我自己採取的策略一樣（me too），如果你也像我一樣是屬於懶惰的人，這個策略或許是非常簡單輕鬆可以開始的，總比你永遠都不開始來得好。

- 積極策略（Ambitious Strategy）：
  盡可能接近在你「舒適圈」範圍可以承受的上限。努力做到你可以做得到的，但是不要讓自己感到痛苦和壓力。確定你這樣進行，還是能讓你自己處於非常享受的狀態。

- 中庸策略（Balance Strategy）：
  介於懶人策略和積極策略之間，你自己覺得舒適開心就好。在你「舒適圈」的範圍，如果你今天覺得想要多努力一點，你就多做一點，往積極策略靠近，反之，你今天心情不好、體力不佳，想要變成一個懶人，就採取接近懶人策略的方法。隨時調整，進步得快或進步得慢，中庸就好。

在「舒適圈」範圍內身體和心理的狀態，包括你吃什麼？做什麼運動？如何休息？在那個環境裡面？請務必以**整體性的角度**檢視（圖 8.2）。

舉例而言，當你埋首於工作趕工中，那你到健身房去重量訓練的時間可以從平常的一小時縮短到半小時，舉起的重量也可以降低一些些。同時，你一天或許會需要吃到三餐或四餐（即使你平常已經習慣只需要一天吃兩餐），甚至可以多一個下午茶時間，吃一盤甜點（其實你已經沒有吃下午茶的習慣了）。因應你當下身體和心理的狀態，隨時可以調整，讓自己可以在百忙中稍微放鬆。當你旅行的時候，如果很難找到一間健身房，或是難以用其他方式來進行你日常的重量訓練，那你可以降低重量訓練的頻率和強度，讓自己有更多放鬆和玩樂的時間。

上上下下的「舒適圈」和身體心理狀況，是每個人都經常會面臨到的美好（或是不好）的狀態和時間。請永遠留在你的「舒適圈」，長期下來，你一定可以有或多或少的進步。更重要的是，請讓你的舒適圈能夠逐漸向上移動。相反地，任何求好心切，但是過度努力超過「舒適圈」的情況（還記得揠苗助長的故事嗎？）**以導致長期下去無法堅持，甚至放棄**（就像我早期在專業減肥中心，進行不適合我的那些，食之無味、無法長期「舒適」維持體重的方式）。

你何必對於自己短期「舒適圈」的上上下下波動而煩惱呢？

圖 8.4 留在你的「舒適圈」策略：
懶人策略｜積極策略｜中庸策略

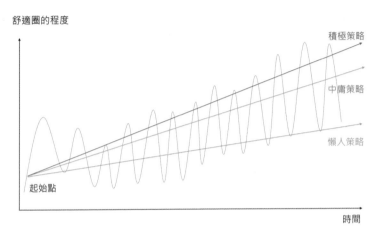

資料來源：韓 宜 博士

表 8.2 提供一個開始執行你的長期「舒適圈」行動策略方針。請你從這三種策略裡面選擇一個，開始採取行動。

對於大部分人而言，以人的天性來講，我真的推薦你可以考慮從懶人策略開始，當你發現懶人策略對你而言實在是太簡單了，那你可以移動到中庸策略，或許有時候你真的需要快速地達到想要的改變結果，那你就採取積極策略——這是一個不用另外付費的快速軌道（國外的許多遊樂園，有排隊的快速軌道（fast track），需要另外付費）。

在「舒適圈」的範圍內，你要選擇多快，還是多輕鬆，可以達到你想要的結果，完全取決於你自己。整體而言，不論是慢速軌道，還是快速軌道，只要開始採取行動（相反

地，如果不開始行動，「舒適圈」也是會逐漸向下移動
的），長期下來，最後終會通往你想要的健康生活型態目
標，因為，你會很容易地管理你自己正確的體重，和肌力
的強度，而享受到真正的自由。

表 8.2 三大策略：通往整體觀的生活態度與價值觀 （Lifestyle）

策略	態度與價值觀	行動	檢察項目（自行打勾、圈選）
懶人策略 Lazy	停留在你的「舒適圈」底部	• 飲食：避免不應該吃的食物／成分，開心地吃喝 • 運動：至少每隔一天做一個 30 分鐘的簡單運動	☐ 如果你發現變得太容易了，請減少10%的食量，或者（也可以同時）盡量接近 100%正確的飲食 ☐ 如果你發現太容易了，請拉長運動的時間，或者（也可以同時）提高運動的頻率
積極策略 Ambitious	推進到你的「舒適圈」極上限	• 飲食：只吃正確的食物／成分 • 運動：每隔一天做一個 30 分鐘的有挑戰但是不會痛苦或受傷的運動	☐ 如果你發現變容易了，請一天只吃一餐，並且不增加分量 ☐ 如果你發現變容易了，請提高運動的強度、進行的時間長度，或者提高運動的頻率或種類。

中庸策略 Balance	在你的「舒適圈」範圍內上下游走	• 飲食 • 運動 介於懶人策略和積極策略之間，根據你是否有更多的時間煮飯、運動，或是你喜歡多做或少做。	□ 上上下下非常正常，中庸策略也是如此—有的時候你想要在更短的時間多進步一點，有的時候你不想。

資料來源：韓宜博士

當你把自己放到這樣的過程裡，這個過程會帶著你走過。
Put yourself in the process, the process will carry you through.

我已經透過本書，把我的旅程經歷分享給你，現在是你該開始採取行動的時候了！

記得知名電影「關鍵報告（The Minority Report）」嗎？
電影裡面有一句台詞：
不要相信任何人（Don't trust anyone）。

因此請你也不要相信我。

請做你自己的研究、做你自己的實驗。

體重和肌力永遠都不會騙你，每天你走路、跑步、提東西，甚至只是坐著、站著，它們都只會時時刻刻告訴你自己實話。

找到你的「舒適圈」，並且不要超出你的動態「舒適圈」範圍，這樣你才能夠長長久久、很輕鬆地過你的人生。「舒適圈」自己會慢慢地（或快速地）發展和進步。

所有的事情都是可能的！

我還應該要教什麼呢？

這些就是我想教的。

第九章
氣功治療、量子能量

沒有不可能的事！

在量子的世界，任何事情都有無限的可能。

學術研究的論文結尾章節，都會有「研究限制」和「未來研究方向」。本書最後一章不是結尾，而是通往「未來研究」的旅程。同時，這本書也沒有「研究限制」，因為宇宙是無窮無盡的。

「以始為終」：
意思是，起始點決定了終點，而終點也開啟了起始點，就是《易經》談的陰陽哲學。

這不是比喻，而是我真實的個人經歷，已經在前面所有的章節分享給各位。在本書的最後，我要回到這趟蛻變旅程的正式起始點，在 2015 年我經過朋友介紹，找到隱身在台中巷弄的資深氣功療師：林漢欽先生。

林先生沒有所謂的高學歷，但是他的高深智慧和對科學的知識，遠遠超過那些我所認識的，大學與碩士、博士們學歷的人。就如同我從很多農民那，學到非常多的「非正規」，那些無法從學校教學課堂上獲得的寶貴知識與經驗

智慧，從林先生那裡，我也得到了思維上的重要轉變與啟發。

2015 到 2019 年，在我搬到英國前，我每週一下午固定會去接受林先生的氣功治療。其實我也沒什麼病，一開始只是為了當時重病的父親，透過朋友介紹，我先去看看林先生的氣功治療有多厲害。很可惜的是，當時我八十多歲父親無緣，2016 年在台北榮民總醫院病逝。我承接了這個緣分，能夠讓林先生連續「治療」我將近五年。

你們一定覺得很奇怪，我沒什麼病，為什麼接受氣功治療長達五年？

第一次我去林先生那，才發現我心臟有不小的問題，治療後瘀青腫了一個星期。連續好幾週，消腫的時間逐漸變短，後來就不腫了，這就是類似第六章拍打功的「不通則痛」觀念，因為心臟部位「氣」已經不通暢，所以經過治療就會痛。林先生說，如果我沒去找他，日積月累不通暢，以後總有一天會像我父親在中年的時候心肌梗塞發作。

這回應了我先前在逢甲大學教書時，有一次下課後，我覺得頭暈眼花，天旋地轉，馬上要倒在地上，當時我在系辦公室旁邊的人立刻扶我蹲下，系上助教馬上叫了一台救護車，把我送到附近的澄清醫院急診，醫生花了好幾小時做了心電圖及各種檢查，找不出任何問題。相信一定有讀者也有類似明明有毛病，到醫院卻「檢查不出毛病」的經驗。

出生後，我們生活的環境和各種不良習慣，日積月累後，多多少少對我們身體產生各種大大小小的問題。有的時候我們自己有感覺，說不出個所以然，去醫院檢查也沒問題，於是就當作沒事。有的時候我們自己沒感覺，直到有一天有感覺的時候，可能已經是病情嚴重了。

在接受林先生氣功治療期間，每次三個多小時，我除了睡著以外，很喜歡跟他聊天，他總是有說不完的易經、八卦、風水、氣功等相關的故事，具體案例，彷彿變成了一次又一次的教學現場。

我身為擅長「田野研究」的學術工作者，我的專業訓練讓我不會「評斷」資訊的對錯，也沒有個人偏好，任何資訊，包括林先生說的，我都是以中立的態度「搜集」成為我的個人資訊庫。日後，當我遇到真實案例可以證實林先生所說過的某件事後，我再來進行驗證。

這五年期間，我因此發現了學術的狹隘，那些圖1.1所顯示的黃色區塊，**對照與我在學術領域的「知識領域專業」，我逐漸瞭解了千年累積的智慧傳承，與現代「科學」之間的巨大鴻溝。**

什麼是「氣」？

想像一個氣球，空氣這個氣是空的，我們看不到，但是存在氣球中間是充滿了空氣來支撐氣球的形狀，不管這是氣球是圓的、心型，或是米老鼠的形狀，當空氣經過了一段時間逐漸外洩到氣球外面，氣球就會慢慢失去原本的形

狀。我們可以觀察到氣球消氣的過程，往往會不均勻地逐漸變小。

這就是一個很簡單的比喻，來了解的氣的支撐性，如果「氣」很順暢的在人體裡面運行，那所有的器官跟身體的運作就可以充分地被支持，就像氣球一樣被空氣均勻飽滿地支撐著。如果身體裡面的氣在某個地方運作不順或是卡住了，就像氣球失去了空氣的支持，人體這時候就會因為某些部位少了「氣」的支撐，而產生了不平衡的狀態。

一開始可能只是覺得怪怪的不舒服，這時候可能只是因為沒有平均或是足夠的「氣」支持那不舒服附近的身體運行能量。去到醫院，醫生及儀器可能都會是正常的檢查結果，就像我先前提到我快要昏倒被救護車送到醫院的案例，這時候身體裡的氣可能在某些地方不順，甚至堵住了，可能是某一個器官，或是某個區域，像氣球一樣不均勻地消氣了，日後等到真的對人體產生了更大影響的時候，就如同氣球整個消了氣，有問題的器官附近整個區域失去了氣的支撐，或許往往要到那個時候，儀器才會偵測到不正常的結果。

身體外面也充滿了「氣」，除了空氣以外，還有很多能量的「氣場」，在我們的地球內外，包括在地底下，大到這整個宇宙。這也是中醫整體觀點所談到的人體的「小宇宙」和外在環境的「大宇宙」運行的和諧，是支持我們身體心靈健康的重要動態過程，並發展成靈性的進化，讓我們來到這個地球上，完成一段無限宇宙中，生命歷程的一部分。

受到台中林先生的啓發後，讓我有更多機緣遇到許多其他大師們。這也是要提醒讀者，往往我們祈求有貴人幫助，但是貴人高僧出現在我們的面前時，我們可能是還沒有能力認出，相信有看過《中國童話》的讀者們，都還記得有個故事是大師，化身成賣湯圓的小販「一個一塊錢、兩個兩塊錢、三個不要錢」的故事。

很多氣功易經風水大師們藏身在台灣各地，例如台中劉雀女士是一位道教的風水大師，我得到了她很多的幫助和化險爲夷。另外一位在台北的林昆樂先生，他是少林氣功治療的高人，著名少林一指神功治療果然名不虛傳。透過我以前一位老朋友認識到這位台北的林先生，因爲我這位朋友曾經是林先生的學生，因此當我在短短幾面之緣接受台北林先生治療期間，他與我分享了很多傳說中的少林氣功故事。

2023 年我回去台灣，帶了兩位英國人同行，一起去見台北和台中的這兩位林先生。這兩位英國朋友，一個曾經練習氣功與太極，另一個練習過少林武術，他們對於台北林老師以及台中林老師透過氣功可以有效地療癒，讓身體的氣能夠通暢並立刻加速能量循環，眞是感到萬分的驚艷！

我相信不只台灣，世界上還有很多地方，一定有非常多藏在大街小巷，或是深山裡面的大師們，所以我邀請你們能夠**張開雙眼、打開心門，來在你們附近的區域探索**，如果你能夠許願，這個無盡的宇宙一定會找到一個以上的貴人寶藏，成爲你的天使，你的林先生們，帶領你拿到那把開啓無窮盡宇宙之門的鑰匙。

我在國立台灣大學研讀過物理，量子物理的能量無遠弗屆，很多人都知道，但是有更多量子世界，還無法成為當今物理學研究了解範圍內的「科學」。我有一些物理系的同學們，在不同的時間點，陸續投入研究、進修量子物理無法解釋的範疇，包括研究中醫、氣功、宗教、哲學等等，因為他們也發現了這些當代「科學」還無法解釋的「知識領域」。

倘若你對華人千年的智慧，真的沒什麼興趣，還有很多其他西方的研究，像是萊斯特與帕克的書《到底什麼真的讓你生病？》（Lester and Parker's book "*What Really Makes You Ill?*"），還有其他更多不同領域角度的研究著作，值得一讀，或許他們會成為你的另外一個天使。

在理性學術的頭腦之外，心、氣、能量和宇宙的和諧，是重要開往未來旅程的必要條件。

「減重和肌力」是當今熱門的課題，這本書在這裡結束，但是「**舒適圈法則**」開啟了你我通往「**自由**」的**無窮盡旅程**。不只是提供給你我，而且是提供給我們任何生活在這個無窮無盡的宇宙中，都能永遠悠遊自在。

在此把我對我的天使和大師們的愛，傳給你們。

祝福你們好運！

註釋：

(1)

有許多氣的管道存在於身體裡面，就像是血管和血液的關係，如果血管中有一個很微小的地方不通暢，血液的循環會另外找通道（代償作用），來支持附近的器官和身體裡面所需，一直到血管完全堵塞為止。

評論一
林漢欽

氣功治療師
超過四十年氣功治療專業

台灣・台中

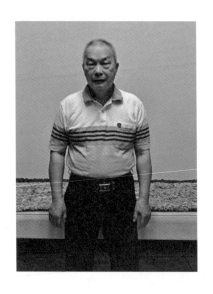

易經、風水、八卦都是相通的：
宇宙運行的道理——
數千年來指引我們。

陰生陽、陽生陰，陰陽相生、生生不息。

所謂「天上一覺、地上二十年」。
每個來到這個地球的人都是來體驗，人生如同一場旅程。
每個人都有他/她在這趟旅程生命中的使命。

宇宙運行安排了會發生什麼、不會發生什麼。「盡人事而聽天命」、「隨緣」大家都懂。如果你是一個善良的人，宇宙總是會伸出援手。如果所處的環境、磁場、人事物適合你，你就留下；否則，你也無法強求，只能（被）離開。

我擔任氣功治療師超過四十年了。誰來，誰去，我都知道。但直到那一刻出現，我才會告訴想要知道的人。這也取決於每個人的意識水平。要到達一個程度，你才會意識到你在做什麼，以及你為什麼在這裡，這需要時間，甚至幾輩子。

氣功治療法的原理簡單明瞭，字面上的解釋就是透過氣功或氣，作為能量來源進行療愈。幾千年以來，華人都知道身體有「氣」在運行，其重要性可以決定人體的健康程度。體內的「氣」如果阻塞，便會產生疾病。

我透過運用氣功「療癒的氣」來幫助移除人體內氣的阻塞，所謂打通「氣結」，通了就會好轉。氣功治療需要時間，康復同樣需要時間。病人身體能夠多快地接納我打入氣的能量，將決定取每次治療後，身體能夠保持在未阻塞狀態，或是平衡狀態的時間長短。

現代忙碌的生活中，種種因素，可能對我們在身體和心靈上保持平衡狀態，或能量均衡狀態，帶來威脅與挑戰。

宇宙自然運行有其和諧與均衡。若你能以輕鬆的心情享受生活、在這趟地球旅程找到平衡的狀態，即使有短暫的失衡與氣結，也不會太難再回復到和大小宇宙達成和諧的平衡狀態，就是人人追尋的身體與心靈的健康。

評論二
賽漢・瑞傑

Seyhan Riza

自然養生療師
二十年研究與實務經驗

英國・倫敦

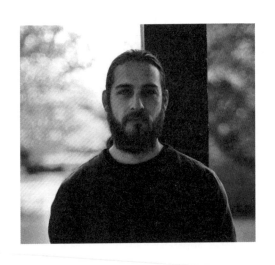

在我年輕的時候，大部分生活是在兩個世界裡面遊走。一個是我在賽普勒斯鄉下的小村落，被大自然的環境所包圍；另外一個是在現代的大都市，倫敦。這兩個對照的世界，讓我學會了以實驗精神，尋找如何能夠在完全不同的兩個環境裡，過好身體和心靈上健康豐富的生活。

十幾歲的時候，我喜歡探索這兩個世界的生活方式。到了我二十幾歲的時候，則開始埋首於研究自然生存法則，還有環境對人體的影響，以及從古老的智慧裡面，如何能夠強化延續生命，以及提升生活的品質。很多傳說中能夠長生不老（抗老）的方法，從那個時候，我就開始不斷地研究，並且練習各種中醫草藥、印度古老醫學、乾斷食，以及農業、土壤微生物、生物化學、生物幾合能量、太陽物理，以及聲波的療瘉等等。

當我兩年半以前，第一次認識韓宜博士的時候，我對於她在台灣，還有她所碰到的這些大師們，感到非常有興趣。我們有很多次深入的對話，我可以明白，她非常希望能夠用她的學術教育專業，推廣她這幾年來，對於生命還有生活的領悟。從那個時候開始，我見證了她成長，以及調適平衡她的身體與心靈狀態，甚至到她在靈性上的進一步發展與提升。

韓博士在她飲食、運動與全面生活態度與價值觀的轉變與方法論，我看到她減重成功，而且讓身體的狀態和健康更為「適宜」，這些轉變，更進一步地，我看到了她非常顯著地提升了專注與決心，可以讓她昇華到整體而全面的經歷，以及檢視這些所有經驗整合起來給她帶來的領悟。我

可以感受到她在靈性上，已經提升到另外一個境界，在未來她一定可以過著更全面的整體生活思維，加上她能夠「顯化」的能力，在我這兩年的見證下，她能夠與她想要影響周遭的世界，互動與連結。

2023 年我有機會和保羅，與韓博士一起到台灣旅行，並且和這些她口中了不起的大師們親自碰面，得到我第一手的直接體驗，特別是從兩位氣功治療大師裡面，真實地感受到他們療癒的過程，那些能量在我體內氣的循環，並讓我能夠帶到我未來的生活裡。這兩位氣功大師的治療，讓我覺得非常地榮幸，能夠感受到體內能量的震動，這是以前我所探討以及經歷各式各樣的傳統療法裡面，非常少見的。在這兩次的氣功治療過程中，我只能說，在我身體裡面額外得到的能量效果，讓我有進一步對能量如何在身體裡連結產生平衡，以及連結到外在的世界，有更進一步的感受與領悟。這樣高水準且立即性的能量改變，讓我在接下來好多日子裡面，都能夠持續地感受到。

經歷了二十年以上的各種研究與經驗，我開始看到更大藍圖，能量是怎麼樣運行的，而且對我們的身體和心靈的平衡，外在與內在世界的平衡，是多麼重要。了解這些讓我非常地清楚，能量是一切的基礎，而且也是療癒與創生的重要起點。

現代的主流科學，也已經開始對於人體受到能量以及量子上面的作用，產生興趣，並逐步開始建構研究的領域，以了解更多具象與細微的連結。這些也都是我研究埃及金字

塔相關的能量，所給我的啓發，藉此我們可以看到能量成爲了我們，而我們也是能量彼此的連結與進化者。

From early in my life, I spent most of my younger years living between two worlds, that of village life out on a small island surrounded by nature and that of city life of London. This unbeknownst to me would give me an experiential knowledge of how these two ways of life can have an effect on our physical and mental health. From this I spent most of my teenage years experimenting with the effects of this type of duality up until my early twenties, which is when I immersed myself fully in research of natural modality's that have existed from ancient antiquity up to the present age by rediscovering what has been passed down to us through time immemorial. Since that time, I have been studying and practising the systems of Chinese herbal medicine, Ayurveda（Indian medical system）, Dry Fasting, Agriculture/soil culture, Biochemistry, Biology, Bio Geometry, Epigenetics, Solar Terrestrial Physics, and Sound/ Frequency Healing.

When I first met Dr Han two and half years ago, given my background, I was very interested in what she was doing in Taiwan and the people she was meeting with. We had a few conversations and I could see then that she was very adept at wanting to push through what she had learned, being academically trained for most part of her life and explore a deeper meaning of what the world had to offer. Since that time, I have seen her grow and adapt not only her mental awareness, but also the physical along with her spirituality in leaps and bounds.

Changing her diet and lifestyle routines allowed her to lose weight and become more physically fit and healthy, which in turn then saw a marked increase in her focus and mental determination. After these changes her quest for comprehending the totality of these combined experiences I feel has brought her spiritually to a place where now she can look on her future with a more holistic view and her manifesting abilities are to me proof of the deeper connection she is forming within herself and to the world around her.

Now having had the chance to travel to Taiwan and meet some of these amazing people, getting my own direct experience with two well renowned Qi Gong healers, was an experience that has profoundly affected me and will carry with me for the rest of my life. Both times just being in the presence of these amazing healers gave me a sense and feeling of great honour and that buzz of energy that only few can produce and that was before having any treatment. During and after both treatments I can only say that the experience of having my own body's energy manipulated in such fashions left me with a deeper understanding of not only within myself but of how these connections can be used to create balance internally and then out to the world around us, and a high that was immediate and lasted for days afterwards.

Along with 20+ years of practice and personal experience in this field, I begin to see the bigger picture in how Qi/ energy is really the foundation to how our mental and physical bodies function to maintain balance in both internal and external worlds. Knowing this it is clear to me that since energy is the fundamental building blocks to creation itself, this is where healing begins and in fact all living begins.

As even now mainstream science is starting to catch up with the age-old notion that everything is energy, the study of Quantum is now becoming the leading field to explore, in order to understand the connection between the all（macrocosm / microcosm）. As above so below as stated by Thoth（high priest of ancient Egypt）. So given this, it is easy to see why the energy that everything is made of, including ourselves, is the very thing that connects us all.

參考資料

Avena, NM, Rada, P, Hoebel, BG. 2008. Evidence for sugar addiction: behavioral and neurochemical effects of intermittent, excessive sugar intake. *Neuroscience & Biobehavioral Reviews*, 32（1）: 20-39.

Davis, William. 2021. *Wheat Belly Total Health*. HarperCollins Publisher: London.

Dunning, August. 2020. *The Phoenix Protocol Dry Fasting for Rapid Healing and Radical Life Extension: Functional Immortality*.

Lester, Dawn & Parker, David. 2019. *What Really Makes You Ill?* Amazon: UK.

Han, I & Hou, Sheng-tsung. 2016. *Social Innovation and Business in Taiwan*. Palgrave Macmillan: New York, USA.

Huang, Li-Chun. 2011. *Auricular Diagnosis: Procedures, Directions, and Methods*. Auricular Medicine Center: Alabama, USA.

Mitleton-Keely, Eve, Paraskevas, Alexandros, and Day, Christopher. 2018. *Handbook of Research Methods in*

Complexity Science: Theory and Practice（eds）. Edward Elgar Publishing: Glos, UK.

Sheldrake, Rupert. 2012. *The Science Delusion.* Hodder & Stoughton Ltd: London, UK.

Tyler, Sheena E.B. 2017. Nature's electric potential: A systematic review of the role of bioelectricity in wound healing and regenerative processes in animals, humans, and plants. *Frontiers in Physiology*, Vol. 8, Article 627.

Yang, Jwing-ming. 1992. *Chinese Qigong Massage: General Message.* Yang's Martial Arts Association（YMAA）: MA, USA.

國家圖書館出版品預行編目資料

舒適圈法則：減重與肌力／韓宜著. 初版. 臺
中市：白象文化事業有限公司，2024.06
　　面；　公分
譯自：Weight loss and muscle strength :
comfort zone strategy towards freedom
ISBN 978-626-364-341-3（平裝）

1.CST: 減重
411.94　　　　　　　　　　113005613

舒適圈法則：減重與肌力

作　　者　韓　宜
譯　　者　韓　宜
校　　對　韓　宜
發 行 人　張輝潭
出版發行　白象文化事業有限公司
　　　　　412台中市大里區科技路1號8樓之2（台中軟體園區）
　　　　　出版專線：（04）2496-5995　　傳眞：（04）2496-9901
　　　　　401台中市東區和平街228巷44號（經銷部）
　　　　　購書專線：（04）2220-8589　　傳眞：（04）2220-8505
出版編印　林榮威、陳逸儒、黃麗穎、水邊、陳媁婷、李婕、林金郎
設計創意　張禮南、何佳諠
經紀企劃　張輝潭、徐錦淳、林尉儒
經銷推廣　李莉吟、莊博亞、劉育姍、林政泓
行銷宣傳　黃姿虹、沈若瑜
營運管理　曾千熏、羅禎琳
印　　刷　基盛印刷工場
初版一刷　2024 年 6 月

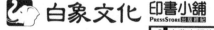